RECHERCHES STATISTIQUES

SUR

LA CAUSE DE LA SEXUALITÉ

DANS LA RACE HUMAINE.

PAR

J. H. MARCHAND,

Ancien Eléve de l' Ecole Polytechnique,
Directeur de la Statistique générale du Pérou.

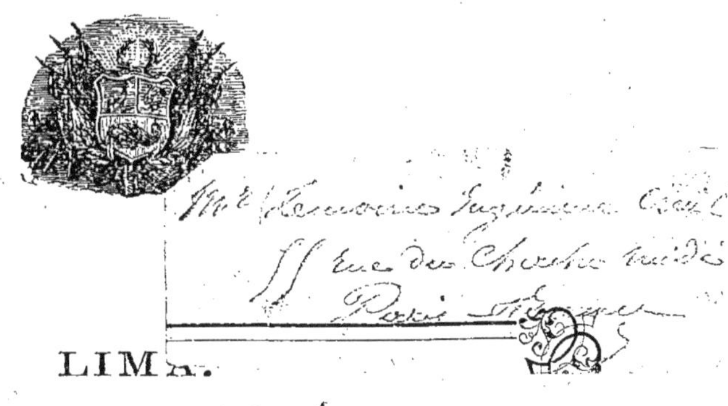

LIMA.
IMPRIMERIE DE L' ÉTAT,
RUE DE LA RIFA N. 58.

1875.

A SON EXCELLENCE

DON MANUEL PARDO

PRESIDENT CONSTITUTIONNEL DE LA REPUBLIQUE DU PEROU.

MONSIEUR LE PRÉSIDENT,

Votre Excellence a bien voulu témoigner une première fois, de l' intérét qu' elle daignait accorder à mon modeste travail, en autorisant son impression aux frais de l' Etat, dans les deux langues française et espagnole.

Qu' elle veuille bien achever son œuvre de protection, en me permettant de paraître devant le public sous le suprême patronage de son nom.

Je regarderai l' octroi de cette faveur comme une des plus précieuses marques de la haute bienveillance, dont le chef de la République n' a cessé de donner des preuves à Celui qui a l' honneur d' être, très respectueusement,

Son tout dévoué et reconnaissant serviteur.

J. H. MARCHAND

Directeur de la Statistique Générale du Pérou.

Lima, 1er. Août 1875.

RECHERCHES STATISTIQUES

SUR

LA CAUSE DE LA SEXUALITÉ

DANS LA RACE HUMAINE.

PRÉLIMINAIRES.

Dans une des dernières réunions mensuelles de la Société de Statistique de Paris aux quelles j'ai eu l'honneur d'assister avant mon départ pour le Pérou, le savant Docteur Bertillon bien connu pour ses travaux statistiques sur la population donna lecture, d' un intéressant mémoire où en entre autres points, il s' était proposé de rechercher si la loi qui préside à la répartition des sexes dans le cas des naissances simples persiste dans celui des parturitions multiples. Il remarquait en effet que dans les premières circonstances, le rapport du nombre des naissances de garçons au nombre des naissances de filles dans un même intervalle de temps, est de 1.06, tandisque dans les autres il s'abaisse à 1.04 environ ; et de ces différences, sans se prononcer toutefois d' une manière absolue, l' auteur semblait conclure que, la loi de la sexualité épendant du nombre des conceptions simultanées, change suivant que les embryons sont isolés ou en présence. Il ajoutait en terminant sa lecture que la solution de cette question intéressait gravement la physiologie, dont elle constituait un des problèmes essentiels. (1)

Les conclusions du Docteur Bertillon me paraissant inadmissibles je me pris à penser que si la science expérimentale était impuissante à elle seule, pour jeter quelque lueur sur ce point obscur, peut être y verrait-on plus clair, en appelant au secours des recherches de laboratoire, le calcul des probabilités étayé sur les données positives de la statistique. Un tel emploi des spéculations de l' analyse des hasards, étant conforme aux rilegles tracées pour l' Etude des sciences naturelles quand elles sont suffisamment avancées, je m' engageai dans cette voie, avec une certaine confiance : malheureusement pressé par le temps, je pus à peine avant mon départ pour Lima faire part à la Société de la méthode que je prétendais suivre, et du principal résultat auquel elle m' avait conduit. En reprenant à tête reposée ce travail je l' ai rendu plus complet, je l' espère, mais je n'ai apporté en somme aucun changement important aux idées fondamentales qui m' ont servi dans une première tentative; ce n' est donc pas une oeuvre de physiologiste, que je me suis proposée, comme quelques uns de mes résultats pourraient porter à le croire et pour cause, mais simplement une application du calcul des probabilités, à certains faits statistiques. Aussi est-ce aux statisticiens que je m' adresse avant tout. Cette étude maintenant est-elle digne de l' attention des naturalistes et des médecins ? c' est à eux qu' il appartient de le décider, comme aussi de confirmer alors mes résultats en les prenant pour point de départ d expériences décisives.

(1) Voir les Nos. d' Avril, Mai et Juin 1874 du journal de la Société de Statistique de Paris (V. Berger Levrault Editeur.)

Malgré le soin que j'ai apporté à ne m' appuyer que sur des faits absolument certains ou puisés aux sources les plus authentiques, j'ai nécessairement dû commettre plus d' une erreur, mais je compte à cet égard sur l' indulgence du lecteur, qui me tiendra compte des efforts que j'ai faits pour les éviter.

§ I.

Choix de l' Hypothèse fondamentale.

Suivant l'expression de Béclard la science est à peu près muette (1) sur les causes qui déterminent le sexe futur d' un embryon. Mais si la physiologie ne peut rien dire de positif sur ce point spécial, elle peut au moins nous renseigner sur les circonstances principales qui aménent la fécondation. Ainsi on sait que ce fait résulte de la mise en contact de deux éléments, un ovule engendré par un organe de la femelle, nommé l'ovaire : une liqueur fécondante émise par le mâle et qui pénétre dans les parties génitales de la femelle. On sait de plus que le lieu de la rencontre n'est pas circonscrit en un seul point, et qu' elle peut avoir lieu avec fruit soit sur l'ovaire même, soit dans la partie du canal abducteur des trompes qui met en communication l'ovaire et l'utérus, la plus rapprochée du premier de ces deux organes. (2)

(1) Le sexe de l' enfant dépend-il de l' ovule ? c. à. d. les œufs sont ils mâles ou femelles dès l' instant où il se détachent de l' ovaire? l' action fécondante du sperme a-t-elle le pouvoir de déterminer le sexe? le sexe est il déterminé par la puissance relative de l' homme ou de la femme ?

La science est à peu près muette sur ce point.... l' art de procréer les sexes à volonté n' est qu' une chimère.

(Béclard Physiologie humaine 6 édition, page 1159.)

(2) L' endroit où s' opère la fécondation c. à. d. le lieu de rencontre de l' ovule et du sperme n' est pas circonscrit en un point spé-

Telle est en résumé l'opinion des embryologistes les plus éminents parmi les quels en première ligne nous rangerons feu Mr. Coste et Mr. Ch. Robin.

D' après cela, la fécondation est le résultat de 2 *mou vements dirigés en sens inverse de ses éléments nécessaires* 1º de la marche de l' *ovule* vers l' utérus après qu'il s' est détaché de l'ovaire ; 2º d' une progression exécutée en sens contraire par le *liquide spermatique*, qui cheminant dans le canal abducteur de la trompe peut aller jusqu' à l'ovaire même opérer son action spéciale.

Ceci établi, Mr. Thury naturaliste à Genéve d'après les observations d' un de ses compatriotes Éleveur distingué, Mr. J. Cornaz, combinées avec quelques faits qui se présentent dans la fécondation de certaines plantes, (1)

cial. Cette rencontre peut avoir lieu sur l' ovaire et dans la partie supérieure externe des tromp .

Ce qui est certain c' est que la fécondâtion s' opère souvent sur l' ovaire même........Les grossesses extra utérines le démontrent également.

La fécondation a pu s' opérer dans la trompe elle même à des hauteurs diverses....... On peut ajouter avec Mr. Coste que ce doit être dans la partie la plus reculée des trompes et sur l' ovaire lui-même que la fécondation s' opère sans doute le plus souvent.

La fécondation peut-elle s' opérer dans l' intérieur même de l'utérus, Alors que le coït aurait eu lieu à une époque où l' ovule serait déjà arrivé dans cette cavité? Le fait n' est pas probable....... Lorsque l' ovule n' a pas été fécondé durant sa migration assez lente par le canal de la trompe, il est déjà, ou détruit. ou probablement infécondable quand il arrive dans la cavité utérine. (Expériences de Coste.) (Même ouvrage—passim page 1156.)

(1) MMrs. Thury et J. Cornaz (de Genève) ont remarqué qu' il y a plus de femelles que de mâles dans le produit de la saillie chez la vache quand le rapprochement a eu lieu au commencement du rut, et plus de mâles que de femelles lorsqu' il a eu lieu à la fin du rut. Ils supposent que les ovules arrivés à complète maturité donnent naissance aux mâles. Les femelles proviendraient des ovules non arrivés à leur complet developpement.

(Beclard T. de P. note de la page 1159.)

a été conduit à penser que durant sa traversée dans le canal abducteur et à partir de sa naissance, c. à. d. de son point de maturation, l'ovule éprouve des *modifications de structure ayant précisément pour objet une mutation sexuelle* et caractéristiques de *deux périodes distinctes*, pendant la première desquelles il serait apte à produire des *femelles*, pendant la *seconde* apte au contraire à produire des *mâles*: autrement dit l'ovule aurait successivement les *deux sexes*.

Nous adoptons cette hypothèse la seule d'ailleurs qui ait jamais été nettement formulée.

Remarquons en passant et à titre d' explication complémentaire que l'hermaphrodisme en est une conséquence. Les deux périodes précitées doivent forcément en effet être séparées par une période de transition pendant la quelle la mutation sexuelle s' accomplit, et qui, si la fécondation se produit pendant sa durée, doit nécessairement donner naissance à ces, êtres à organes génitaux indécis et mal conformés, mais n'ayant toujours en fin de compte qu'un seul des deux sexes, aux quels par suite on a tort d'appliquer la qualification d'hermaphrodites.

Les causes de la différence des sexes ne sont connues que dans les cas de Parthenogénese chez les insectes où cette différence dépend de la fécondation ou de la non fécondation de l' ovule. Dans tous les autres organismes les éléments sont 1º la nutrition 2º l' individualité du père et de la mère......

Outre l' influence de la nutrition et de l' individualité de la mère il faut parait-il admettre encore celle du moment de la fécondation de l' œuf. D' après Thury les vaches fécondées au début de la période du rut donnent toutes naissance à des veaux femelles tandis que celles qui sont fécondées à la fin de cette période donnent toutes naissance à des taureaux. Ce fait ne s' est pas vérifié chez les poules et les lapins. Aussi doit-on se demander si cette loi est générale, ou si elle ne s' applique qu' à quelques espéces particulières de mammifères.

(Nouveaux éléments de Physiologie humaine par W. Wundt—Traduction du Docteur Bouchard.—pages 126 et 127 passim.)

Sans nous appésantir davantage sur ce point, nous allons aborder la question fondamentale de ce travail c. à. d. montrer comment avec les données précédentes il devient possible de déterminer le rapport du nombre des naissances masculines au nombre des naissances féminines pendant un intervalle de temps fixé, pour examiner ensuite quelles différences existent entre ces résultats théoriques et ceux que donne l' observation journalière.

Dans ce but essayons dabord de nous rendre compte approximativement au moins, des conditions dans les quelles s' accomplissent les mouvements inverses de l ovule et des spermatozoides.

Si nous nous en rapportons aux descriptions des trompes de Faloppe (1) et à ce qu' on sait de leur structure, ces

(1) Les trompes utérines ou de Faloppe sont deux conduits placés dans l' épaisseur du bord supérieur du ligament large et longs de 11 à 14 centimétres...... par l' insufflation on peut apprécier leur volume; on constate alors que en dehors des parois de l' utérus le diamétre de la trompe est de 4 à 6 millimètres, vers le milieu de son trajet de 5 à 6, et enfin, un peu avant l' ostium abdominal de 7 à 9 millímétres.

L' orifice interne de la trompe (ostium uterinum) présente suivan Mr. Richard 2 millimétres de diamétre, et à partir de là, le calibre du canal va à peu près s' élargissant jusqu' à son orifice externe; vers cette extrémité le canal s' évase et ses parois se découpent en franges irrégulières: cette extrémité constitue le pavillon de la trompe ou morceau frangé...... toutes les franges plissées viennent aboutir à un petit cercle plus retréci de la portion de la trompe á la quelle il fait suite. Ce petit cercle porte le nom d' orifice externe de la trompe: on donne le nom d' orifice utérin interne de la trompe à celui par lequel elle s' ouvre dans la cavité utérine.

La trompe sert de conduit de transmission d' une part au principe fécondant du mâle: d' autre part au germe fourni par la femme, qui de l' ovaire se porte dans l' utérus. Le pavillon de la trompe a pour usage d' embrasser l' ovaire au moment de la fécondation, probablement aussi à chaque époque menstruelle, et de s'appliquer sur le point d' où se détache le germe. A cette époque les vaisseaux des trompes sont engorgés, leur muqueuse prend une couleur rouge très prononcée, organes sont traversés par des canaux abducteurs affectant une *forme conique*, le plus *grand diamétre* se trouvant près de *l'ovaire, le plus petit au point extrême où ils débouchent dans l' utérus.* Ainsi l'ovule au fur et à mesure qu' il avance, s'engage dans des parties de plus en plus étroites, la liqueur séminale au contraire dans des parties de plus en plus larges.

Notons maintenant que le diamétre du canal est supérieur à celui du corps ovulaire quel que soit le point que l'on considère, de sorte qu' à l' état de repos il ne saurait y avoir de contact entre la trompe et l'ovule, qu'au point où celui-ci repose sur les villosités de la paroî sous-jacente. (1) Pour qu' il y ait contact sur une calotte de la masse ovulaire, il faut donc qu' il y ait contraction du tissu des trompes, qu' il se produise un mouvement péristaltique, (2) qui suivant le point où son action résul-

leurs parois sont épaissies; Leur canal s' élargit; en même temps les trompes sont agitées de contractions péristaltiques qui ont probablement pour but de pousser l' œuf jusque dans la cavité utérine.

(Traité théorique de l' art des accouchements par P. Cazeaux, 9 e. édition revue et annotée par S. Tarnier. pages 56 et 57.)

(1) Examiné à la loupe l' ovule apparait sous la forme d' un corps arrondi........ sa petitesse est extrême quoique le diamétre de la petite sphère qu' il représente soit sujet à varier: les plus gros oeufs humains que j' aie vus et maniés dit Bischoff, ne dépassent pas un 10 e. de ligne.

(Traité théorique et pratique de l' art des accouchements de Cazeaux déjà cité, page 62.)

(2) Pendant que la fécondation s' opère la trompe tient l' ovaire assez étroitement embrassé par son pavillon; et au moment où l' ovule est expulsé de la vésicule il s' engage dans le canal tubaire. L' ovule poussé par les contractions péristaltiques de la trompe chemine petit à petit à travers son canal et arrive enfin dans la cavité utérine. Les choses se passent à peu près de la même manière lorsque ce n' est qu' après son arrivée dans la trompe que l' œuf subit le contact du liquide fécondant.

(Même ouvrage, page I57.

tante viendra s'appliquer, déterminera la progression de l'ovule dans un sens ou dans l' autre. Il se passe là quelque chose d'analogue si une comparaison familière veut bien m'être permise, à ce qui a lieu, lorsqu' on presse plus ou moins fortement entre le pouce et l' index un noyau de cerise. La pression détermine le départ du noyau avec d'autant plus de vitesse qu' elle a été plus énergique. Remarquons maintenant que l' observation nous fixe sur le sens de la progression de l'ovule, puisqu' elle nous apprend que celui-ci est chassé du dedans au dehors. Est-il juste dès lors de croire, que du moment que le mouvement péristaltique du tissu constricteur a lieu dans le sens du retrécissement de l'organe, plus l'ovule avancera vers la partie retrécie plus la pression sera énergique? nous le pensons et nous admettons que faible au début dans la partie dilatée du conduit, son intensité va croissant, et assez si nous interprétons bien l'observation pour briser l' oeuf et le détruire. (1) Nons considérerons d'après cela le mouvement de l'oeuf comme allant en s' accélérant chaque pression amenant une progression proportionnelle à son énergie. Autrement dit nous admettrons que l'oeuf avance par suite d'actions propulsives successives et qui ne doivent pas être continues. Nous n' aurions donc pas le droit *si nous ne considérions qu' un cas isolé*, de substituer *un mouvement continu* à cette série de progressions et d' arrêts; Mais il ne s' agit ici que de résultats approchés : l' analyse que nous nous proposons porte d' ailleurs *sur une infinité d'ovules considérés simultanément;* donc en vertu de la loi des grands nombres, le mouvement *moyen* d' un ovule peut sans inconvénient être considéré comme continu, et puisqu' il est *accéléré* mais qu'

(1) C' est à cette cause, il me semble, qu' on peut attribuer partie de ces désagrégations des ovules avant leur sortie des trompes de Faloppe constatées si fréquemment par les divers observateurs.

il est très *lent* comme on sait, on peut aussi admettre, négligeant dans le développement de la loi de son mouvement en série suivant les puissances croissantes de t, celles qui sont supérieures à la seconde, qu' il est *uniformément accéléré.*

Si nous passons maintenant à l'examen du mouvement du liquide séminal, il est clair que nous devons tenir compte de deux actions bien distinctes: 1º des mouvements péristaltiques des tissus du canal abducteur; 2º des actions capillaires exercées par les parois du canal sur le liquide qui le mouille.

Les premiers ayant pour effet de pousser l'ovule en sens inverse, semblent au premier abord devoir exercer une action peu propre à favoriser la progression des spermatozoides vers l' ovule; on serait porté à croire qu' ils doivent au contraire le repousser vers l' utérus. Cependant les faits sont là pour prouver le contraire, puis qu' il est aujourd' hui hors de doute, non seulement que la liqueur fécondante pénétre dans les trompes, mais qu' elle arrive jusqu' à l' ovaire, ainsi qu' il résulte à la fois et d' observations directes et des grossesses extra-utérines. Rien d' ailleurs n' établit que les mouvements péristaltiques s' opérent en même temps sur tout l' organe, qu' ils ne soient pas *locaux* c. à. d. déterminés par la présence des corps étrangers en contact, et qu' ils n' aient pas lieu dans un sens différent, suivant qu' ils sont provoqués par l'ovule ou le liquide séminal, de manière à se produire soit simultanément soit successivement, et par suite d' une sorte d' action suivie d' une réaction dirigée en sens opposé. Quoiqu' il en soit, et le fait admis, il est clair qu' eu égard à la forme conique du tube abducteur, à sa disposition, eu égard en même temps à la nature du liquide, une fois l'organe revenu au repos, la capillarité tendra à faire revenir la couche liquide en arrière. (1) Le mouvement de la masse se composera donc d'oscillations produites par deux mouvements successifs, un mouvement *en avant* provoqué (2) (probablement) par la réaction dont nous admettons l' existence, un mouvement *en arrière* dû à l' action capillaire telle qu' on la constate dans des tubes à section conique, où ainsi qu' on le sait, elle tend à faire marcher les liquides visqueux vers la partie la plus étroite. Quelle est maintenant la nature du mouvement résultant moyen? Il est difficile de se prononcer avec précision. En le considérant comme issu d'une réaction, ainsi que nous venons de le faire, celle-ci étant proportionnelle à l'action, et cette dernière enfin d'autant moins énergique, qu' elle a pour siége un point plus rapproché de l'ovaire, nous devrions le regarder comme *retardé*: bien que plus rapide que celui de l' ovule, il est aussi très lent: on pourrait donc le considérer comme *uniformément retardé*. Mais nous pensons qu' on peut aller plus loin encore, et ainsi que nous l' expliquerons ci dessous le considérer comme *uniforme*.

Complétons auparavant ces remarques par le Postulatum qui suit.

Les auteurs de la Théorie de l' évolution sexuelle de l' ovule ne disent rien sur les durées respectives des périodes qui la composent; aucune raison à priori ne nous conduit à supposer qu' elles soient inégales. Suivant

(1) Les involutions de la trompe dans la partie voisine de l' ovaire n' auraient-elles pas leur cause dans la nécessité de paralyser cette action capillaire?

(2) Le mouvement du liquide dans les trompes est certainement dû aux mouvements propres de la matrice et des trompes, car on observe dans celle-ci un retrécissement rapide qui suit la direction du vagin vers l' ovaire, et qui est très propre à faire cheminer le sperme.

(Traité théorique et pratique de l' art des accouchements de Cazeaux déjà cité, page 93.)

donc la regle que nous indique le calcul des probabilités en pareil cas, c. à. d., remarquant que toute autre hypothèse serait absolument arbitraire et sans justification, que celle-ci se présente au contraire inmédiatement à l'esprit et s'appuie en quelque sorte sur la symétrie qui sert si souvent de plan à la nature, nous admettrons que l'évolution sexuelle se compose de deux périodes *d'égale durée.*

Pour ne rien négliger des circonstances dont nous avons à tenir compte, nous devons rappeler que la rencontre des éléments de la reproduction peut avoir lieu sur l'ovaire même. La fréquence des cas où il en est ainsi échappe complétement à toute donnée analytique, car les éléments nécessaires pour la déterminer font défaut. Nous sommes donc obligés de n'en pas tenir compte et il s'en suit, que les résultats numériques, auxquels nous parviendrons subiront de ce chef une altération tendant à élever le chiffre des naissances mâles en atténuant celui de l'autre sexe. D'autre part nous pouvons chercher à simplifier les calculs en négligeant volontairement certaines circonstances, de nature à produire des erreurs de sens contraire et à peu près du même ordre. C'est dans ce but, et ainsi que nous l'avons déjà annoncé, que au lieu de supposer le mouvement du liquide uniformément retardé, nous substituerons dans nos calculs au mouvement varié, un mouvement *uniforme*, ayant pour *vitesse* la *moyenne des vitesses* uniformément retardées (1).

(1) Il est clair que si on a un mouvement uniformément retardé dont l'équation soit

$$e = at - \frac{bt^2}{2}$$

La moyenne des vitesses pour le temps t étant

$$V_m = a - \frac{bt}{2}$$

on aura aussi

$$V_m t = (a - \frac{bt}{2})t = e$$

c. q. f. d.

En résumé donc le calcul que nous allons aborder maintenant, est basé sur les hypothèses suivantes:

1º *Egalité* des périodes de l' évolution sexuelle de l'ovule;

2º Mouvement *uniformémeut accéléré* de l' ovule dans les trompes;

3º Mouvement *uniforme* de la liqueur séminale à l'intérieur du même conduit;

4º Nous ne tenons pas compte des cas de fécondation qui ont pour siège les ovaires.

§ II.

Détermination des probabilités, de chacun des deux sexes à la naissance.—Identité des résultats théoriques et de ceux auxquels on est conduit par l' observation.

Posé en ces termes, le problème qui nous occupe, peut se traiter par quelques considérations simples.

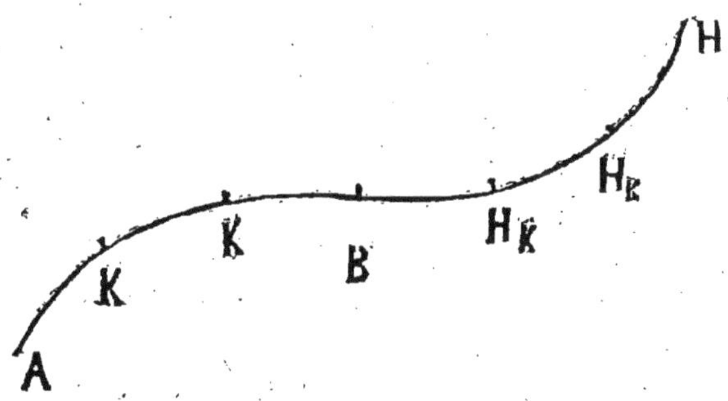

Soit en effet A B H latrajectoire commune de l' ovule et du liquide séminal, et A B la partie dans laquelle la fécondation peut s' opérer Nous pouvons assimiler l' ovule à un mobile partant du point A et marchant vers B. Nous pouvons de même par la pensée réduire le liquide séminal à un spermatozoïde, autrement dit à la molécule dont la rencontre avec l' ovule doit amener la fécondation de ce dernier, et assimiler également cette molécule à un mobile marchant de B vers A. Et ainsi, la détermination des probabilités cherchées se ramènera à la probabilité de rencontre des deux mobiles dans telle ou telle partie de l' arc de trajectoire A B; car si la coincidence a lieu pendant la première moitié du mouvement de A, cette rencontre sera considérée comme amenant la naissance d'une fille, dans la seconde au contraire, celle d' un garçon.

La question à résoudre est donc simplement la suivante:

Un mobile A allant de A en B, commence son mouvement, à un moment où un second mobile B marchant en sens inverse, occupe une position quelconque sur la trajectoire commune; on demande la probabilité, que la recontre ait lieu, soit pendant la première, soit pendant la seconde moitié, du temps que A emploie pour passer de A en B, ou plus généralement dans les intervalles

$$\frac{1}{m} \text{ et } \frac{m-1}{m}$$

de ce temps.

Prenons pour origine commune des temps des deux mouvements, l' instant où le premier mobile A part du point A. Si nous considérons également ce point comme position initiale, l' équation de son mouvement sur la trajectoire pourra s' écrire.

$$S = F(t)$$

cette relation ayant ses deux membres nuls lorsqu' on y fait $t = o$;

Désignons d' autre part par

$$S = f(t),$$

l' équation qui détermine les positions du deuxième mobile par rapport au point B, pris pour position initiale, l' origine des temps étant également rapportée à cette position, et le sens des valeurs positives étant choisi en sens inverse du mouvement du premier mobile, c. à. d. en marchant de B vers A. Il est clair maintenant que, si nous adoptons pour ce 2° mobile la même origine des temps que pour le premier, la relation ci dessus deviendra

$$S = f(x+t);$$

de sorte que si nous y faisons $t=o$, $f(x)$ représentera à l' origine des temps, la position du 2e. mobile rapportée au point B. Il en résulte aussi que lorsqu' on y fait $t=-x$, on obtient

$$o = f(o).$$

Cela posé, cherchons à déterminer la valeur à attribuer à x, pour que la coïncidence ait lieu en un point quelconque K de l' arc A B.

Désignons pour cela par d, le temps nécessaire au premier mobile, pour passer de A en B, par d′ le temps analogue pour le second; on aura d' après ce qui a été dit précédemment,

$$\text{arc } AB = F(d) = f(d')$$

et par suite la relation cherchée sera

$$F(t) + f(x+t) = F(d) = f(d')$$

Il est clair, que si au lieu de t on avait connu x, cette même relation aurait conduit à la détermination de t. Mais revenant à notre première hypothèse, remplaçons dans l' équation précédente, successivement t par o et d, il viendra,

$$s = f(d'),\ s_1 = f(-d)$$

comme positions initiales du 2º mobile. La première de ces valeurs définit le point A par rapport au point B, et suppose également que la coincidence a lieu en A; la 2.º un point H à droite de B, et la coincidence a alors lieu au point B.

Il résulte de là, comme t est nécessairement compris entre o et d, puisque le lieu des rencontres est circonscrit par l' hypothèse même à l' arc de trajectoire AB, que les positions initiales du 2.º mobile sont nécessairement comprises à leur tour dans l' intervalle AH donné par la relation

$$\text{arc } AH = f(d') - f(-d).$$

Appelons maintenant H_k et $H_{k'}$ les positions initiales du mobile B servant à définir les coïncidences K et K': Il est évident que toutes les position initiales comprises dans l' intervalle $H_k H_{k'}$ amèneront une rencontre dans l' intervalle KK'. Rien du reste n' établissant de lien entre ces positions initiales du 2.º mobile et le commencement du mouvement du mobile A, leur existence est également probable; par suite, pour deux intervalles quelconques compris dans AB, les probabilités de rencontre dans ces intervalles, seront proportionnelles aux longueurs de trajectoire définissant les lieux respectifs des positions initiales qui leur correspondent. Pour KK' par exemple, comme on sait d' ailleurs que toutes les positions initiales sont comprises entre les points A et H, la probabilité sera

$$p_{kk'} = \frac{H_k H_{k'}}{AH},$$

et semblablement pour un autre arc quelconque compris dans l' intervalle AB. Appliquons ce que nous venons de dire au cas où l' intervalle AB est partagé en deux parties AK et KB: on aura, en appelant p_f et p_g les probabilités respectives de ces deux événements,

$$p_f=\frac{AH_k}{AH}, \qquad p=\frac{H_k H}{AH};$$

posons en outre maintenant,

$$F(t)=\frac{at^2}{2}, \qquad f(x+t)=v\,(x+t),$$

v et a représentant des constantes; on arrivera facilement à trouver ainsi,

$$AH=v\,(d+d'),$$

en attribuant à d et d′ la même signification que ci dessus.

Supposons enfin que K soit déterminé par la relation

$$t=\frac{d}{m}$$

on en tirera à l' aide des équations cidessus,

$$AH_k=v\,[d'+\frac{d}{m}-d'\frac{m^2-1}{m^2}]$$

et par suite en posant $\frac{d}{d'}=n$,

$$p_f=\frac{1}{m}-\frac{m-1}{m^2}\;\frac{1}{1+n},\; p_g=\frac{m-1}{m}+\frac{m-1}{m^2}\;\frac{1}{1+n},$$

qui représentent les formules de probabilités cherchées; Nous pouvons les adapter à l' hypothèse faite sur les périodes de l' évolution sexuelle de l' ovule en attribuant à $\frac{1}{m}$ la valeur $\frac{1}{2}$, et il viendra alors,

$$p_f=\tfrac{1}{2}-\tfrac{1}{4}\,\frac{1}{1+n}\,,\qquad p_g=\tfrac{1}{2}+\tfrac{1}{4}\frac{1}{1+n}\,.$$

Cela posé, d' après Mr. Charles Robin, la fécondation ne peut s' opérer que dans *les deux premiers tiers* (1) de la

(1) La fécondation s' opère chez les mammifères dans la trompe, mais jamais au dessous du niveau de jonction du tiers moyen avec le tiers inférieur. Elle peut avoir lieu plus haut même dans un ovisac ouvert dont l' ovule ne s' est pas échappé accidentellement.

(Dictionnaire de médecine &a. de Littré et Robin 13º édition art. Fécondation.)

Eu égard aux incertitudes qui régnent sur les valeurs à attribuer à d et d', nous avons dû nous livrer à un examen approfondi de tous les renseignements qui existent. Nous allons donc faire ici les citations des passages qui nous ont servi, et indiquer ensuite briévement à quel parti nous avons cru devoir nous arrêter.

1º Recherche de la valeur de d_1.

"Le temps que met l' ovule à parcourir la trompe de la femme pour arriver à l' utérus n' est pas connu. Les expériences sur les animaux peuvent fournir à cet égard des données plus certaines, mais qui ne peuvent être qu' approximatives dans leur application à l' espèce humaine. On estime que l' ovule met de 4 à 8 jours à parcourir le trajet des trompes chez les chiennes, les lapines et les brebis........ ce sont là, il est vrai, des données un peu arbitraires—quoiqu' il en soit, ce qui parait constant, c' est que le cheminement de l' ovule au travers de la trompe est très lent, plus lent, peut-être, qu' on ne le suppose."

(Béclard ouvrage déja cité pages 1132 et 1133 passim.)

"Il est excessivement difficile pour ne pas dire impossible de préciser l' époque à laquelle l' œuf fécondé parvient dans la cavité utérine........ des recherches nombreuses ont démontré, que chez les mammifères, l' œuf n' arrivait pas toujours au même moment dans la matrice, et il est infiniment probable, que les mêmes variétés se rencontrent chez la femme."

(Cazeaux ouvrage déjà cité page 94)

"L' analogie et quelques observations font penser que chez la femme l' œuf met environ 10 ou 12 jours pour traverser l' oviducte. (dito p. 157.)"

"Le temps que l' œuf emploie à parcourir la trompe est variable chez les différents animaux, même quelquefois dans la même espèce longueur des trompes. Si nous connaissons les temps que mettent respectivement l' ovule et le liquide séminal à parcourir leur longueur totale, il est facile d' en déduire la valeur de d et d′ et par suite celle de n. On doit avoir en effet en appelant l la longueur d' une trompe, d_1' et d_1 les nombres supposés connus, exprimant les temps du parcours l par les spermatozoïdes et l' ovule,

$$l = vd'_1, \qquad l = \frac{a}{2} d_1^2;$$

De même que,

$$\frac{2}{3} l = vd', \qquad \frac{2}{3} l = \frac{a}{2} d^2;$$

animale. Suivant Mr. Coste ce n' est que vers le 3e ou 4e jour que l' œuf des lapines arriverait à l' utérus.—Chez la chienne on l' a encore trouvé vers le dixième, le douzième et même le quinzième jour dans la trompe. Il est bon toutefois de remarquer d' une manière générale, que le passage s' effectue avec une grande rapidité dans la moitié externe de la trompe, tandis que c' est avec une excessive lenteur qu' il chemine dans la seconde moitié, et surtout à travers le dernier tiers de la trompe, à cause peut-être de l' étroitesse excessive de cette dernière. (dito page 159)."

"Il résulte des recherches de Sims que le temps que met l' œuf pour arriver dans la matrice, depuis l' époque où il se détache de l' ovaire, varie dans l' espèce humaine entre 2 et 10 jours. (W. Wundt ouvrage déjà cité page 594.)"

" Il est sûr qu' à défaut d' un signe certain, la conclusion la plus vraie qu' on puisse tirer des faits est une forte probabilité, que l' ovule emploie au moins huit jours, pour effectuer son trajet jusqu' à l' utérus afin de s' y développer."

(Traité des accouchements de Saboïa. Paris 1873, pages 98 et 99.) Plus loin le même auteur indique de 10 à 14 jours.

Un premier fait ressort de ces citations: c' est que la durée du passage n' est pas constante, et qu' elle varie, non seulement d' une espèce à l' autre, mais dans la même espèce d' un individu à l' autre. Un deuxième qui n' est pas sans importance non plus, c' est que le mouvement de l' ovule, que nous avons dabord considéré comme uniformément accéléré doit, en réalité, se composer de deux pé-

D' où en combinant entre elles ces 4 relations on tire;

$$d' = \frac{2}{3} d_1' \text{ et } d = d_1 \sqrt{\frac{2}{3}} ;$$

et par suite

$$n = \frac{d'}{d_1'} \sqrt{\frac{3}{2}} ,$$

Voyons maintenant ce que nous fournissent les expériences de laboratoire, au sujet des valeurs à attribuer à ces quantités, d_1 et d'_1. D' après les traités de physiologie les plus récents on doit attribuer à d_1 une valeur variant entre 10 et 6 jours, à d_1' entre 12 et 8 heures. Voilà bien des incertitudes sans doute; mais si nous ne pouvons aboutir à des déterminations précises, il nous est au

riodes, une première pendant laquelle il reste conforme à l' hypothèse fait, une seconde, pendant laquelle il va se retardant au contraire. Mais nous voyons aussi, que c' est pendant le dernier tiers du parcours que ce changement se manifeste, c. à. d. pendant le temps où il n' est plus fécondable, et où par conséquent, il n' y a plus lieu de tenir compte de ce changement, dans les formules de probabilités que nous avons établies. Quant à la valeur à attribuer à d, elle sera nécessairement altérée par cette circonstance, mais comme d' autre part, les limites assignées à d sont très étendues, il en résulte que les valeurs moyennes sont très peu modifiées, et que dès lors, nous pouvons considérer ces valeurs moyennes comme l' expression de la vérité.

Celà posé, nous voyons, que si les nombres assignés à d, sont très divergents suivant les auteurs, lorsqu' on ne considère que les limites intermédiaires, il se rapprochent cependant sensiblement les uns des autres. C' est donc, dans ces derniers intervalles, qu' il faut aller chercher les véritables éléments numériques de nos calculs.

Si maintenant nous récapitulons les nombres proposés, nous trouvons, parmi les auteurs cités, que Béclard n' en donne pas mais semble pencher pour une durée assez considérable: Que Cazeaux indique de 10 à 12 jours.

Wundt d' après Sims de 2 à 10 jours.

Enfin Sàboïa dabord 8 jours au moins,

Puis de 10 à 14.

Les limites moyennes entre lesquelles d_1 varierait seraient donc comprises entre 7 jours ½ et 12 jours au moins.

moins loisible d' assigner à n les limites entre les quelles il oscille, et par suite, de calculer les variations correspondantes de p_f et p_g, ou plus simplement du rapport $\frac{p_g}{p_f}$, qui figure d' ordinaire dans les recueils statistiques: comme c' est, en effet, à un rapprochement avec ces derniers, dont nous voulons nous servir comme contrôleurs, que nous visons, nous avons dans ce but dressé les tableaux comparatifs suivants :

Si nous nous rappelons maintenant, comme nous l' observions tout à l' heure, que le parcours du dernier tiers de la trompe s effectuant très lentement, il convient d' abaisser sa valeur, avant de l' introduire dans la formule qui doit nous donner d, nous serons évidemment encore dans la vérité, en abaissant ces limites, et en les considérant, l' une comme égale à 6 jours, l' autre à 10 jours en nombres ronds: ce sont ces nombres que nous avons adoptés comme éléments numériques et qu' on retrouvera dans le tableau où nous avons ci-dessous réunis nos résultats.

2º Recherche de la valeur de d_1'.

De tous les ouvrages consultés nous n' avons trouvé de renseignements numériques précis, que dans Béclard d' où nous extrayons le passage suivant emprunté à la page 1154 de son traité de physiologie:

"D' après Mr. Coste, il faut de 15 à 30 minutes, pour que le sperme déposé dans le vagin, gagne la partie supérieure du col de l' utérus: on estime qu' il faut de 8 à 12 heures pour que le sperme aille du vagin jusqu' à l' ovaire en passant par l' utérus et par les trompes."

Il résulte de là, que les limites approximatives de d_1' devraient être 7 heures $\frac{1}{2}$ et 7 heures $\frac{3}{4}$ comme limites inférieures, 11 heures $\frac{3}{4}$ et 11 heures $\frac{1}{2}$ comme limites supérieures.

Négligeant ces petites différences qui ne peuvent troubler les résultats que faiblement, sachant d' ailleurs, que si on en tenait compte on obtiendrait des nombres à peine un peu plus élevés, (La 4e. décimale seule serait changée,) nous avons adopté les nombres plus simples 8 et 12 heures. Ce sont donc ceux qu' on va retrouver dans le tableau sus-mentionné, dont les éléments sont en résumé, pour

d_1, des valeurs variant de 6 à 10 jours;
d_1', des valeurs variant de 8 à 12 heures.

d_1	d'_1	$\frac{d_1}{d'_1}$	$n=\frac{d_1}{d'_1}\sqrt{\frac{2}{3}}$ $\sqrt{\frac{2}{3}}=$ **1,225**. (app. enplus)	$\frac{p_g}{p_f}=1+\frac{1}{n+1}$. (ces valeurs sont approchées en moins.)
10 J.	12 h.	20	24, 50	1, 0400
	10 h.	24	29, 40	1, 0334
	8 h.	30	36, 75	1, 0268
8 J.	12 h.	16	19, 60	1, 0497
	10 h.	19 20	23, 52	1, 0416
	8 h.	24	29, 40	1, 0334
6 J.	12 h.	12	14, 70	1, 0657
	10 h.	14 40	17, 64	1, 0551
	8 h.	18	22, 05	1, 0443

NATIONALITÉS.	$\frac{p_g}{p_f}$
Prusse (1820—1834)	1,060
Pays-bas	1,064
Russie (1812—1827)	1,089
Naples (1820—1828)	1,062
Autriche	1,061
Wurtemberg (1820—1828)	1,057
Bohême	1,054
Grande Bretagne	1,048
Suéde (1816—1825)	1,046
Mecklembourg	1,071
Belgique (1816—1825)	1,065
France (1861—1868)	1,065

Le premier est le résultat du calcul, (1) l' autre est emprunté au traité d' hygiéne privée et publique de Becquerel (5e. édition.)

Leur rapprochement est digne d' intérêt; Il existe en effet entre la plupart des nombres qu' ils renferment

(1) On peut remarquer en passant, que si nous posons $\frac{p_g}{p_f}=z$, les valeurs de z sont toutes placées sur un paraboloïde hyperbolique, dónt l' équation sera

$$(z-1)\ (2d+d')-2d'=0,$$

et qui par conséquent passe à l' origine, et a pour un de ses plans directeurs le plan des dd'.

On pourrait voir de même que les valeurs assignables à p_f et à p_g, sont contenues par des paraboloïdes hyperboliques jouissant de propriétés identiques au précédent.

Remarquons aussi, que nous altérerons très peu le résultat en supprimant dans la valeur de z le terme $\frac{1}{2}$ eu égard aux grandeurs que prend n; en effectuant cette suppression on obtient la forme très simple

$$z=1+\frac{1}{n},\ \text{ou bien encore,}\ z=1+\frac{d'}{d},$$

et cette expression nous fornira, dans les limites que nous avons adoptées, des valeurs exactes au moins au centième, puisque si nous prenons la plus petite valeur de n contenue dans le tableau ci dessus, 14, 70, on aura en divisant l' unité par ce nombre 1,0680, qui ne diffère du nombre rigoureusement calculé que de 23 dix-millièmes. Plus exactement encore, tant que n sera supérieur à 7 le calcul sera juste au millième près, et sous ces réserves alors, comme on peut écrire

$$z=\frac{d+d'}{d},$$

on est conduit à cet énoncé remarquable par sa simplicité:

Le rapport du nombre des naissances mâles aux naissances femelles dans un même temps, est égal au rapport de la somme des temps employés par l' ovule et le sperme, pour parcourir la partie des trompes où la fécondation peut s' opérer, à celui de ces temps employé par l' ovule.

Il résulte maintenant de ce théorème, que l' on peut écrire,

$$p_g=\frac{d+d'}{2d+d},\quad p_f=\frac{d}{2d+d'}.$$

une concordance remarquable, et d' autant plus qu' elle est des plus inattendues. Mais ce qui la rendra bien plus frappante encore, c' est l' examen des variations qui se produisent dans une même contrée, d' une région à une autre: si nous arrivons à montrer par exemple, que dans un pays suffisamment étendu tel que la France, les oscillations qui se remarquent d' un département à un autre, sont plus marquées que celles qui résultent des chiffres du tableau théorique ci-dessus, et les comprennent, nous serons assurément en droit de considérer ces derniers comme l' expression de vérités moyennes de l' ordre de celles que nous cherchons à dégager: la Statisque générale de France va nous permettre de le faire: voici en effet des détails extraits du tome XVIII de cette publication officielle, et résumant les faits de la période quinquennale de (1861—1865.)

Départements ou la valeur de $\frac{p_g}{p_f}$ est minima.	Valeur de $\frac{p_g}{p_f}$	Départements ou la valeur de $\frac{p_g}{p_f}$ est máxima.	Valeur de $\frac{p_g}{p_f}$
Isère	1,013	Corrèze.........	1,094
Lozère..........	1,016	Hautes Pyrénées.	1,093
Seine et Oise....	1,017	Landes	1,082
Ain	1.024	Dordogne.......	1,078
Vosges	1,028	Creuse	1,077
Indre...........	1,029	Gers	1,076

De leur examen il suit, que dans une même nation, et qui passe à juste titre pour être parfaitement homogéne, les valeurs de $\frac{p_g}{p_f}$ peuvent varier de 0,081 ce qui donne comme variation relative: en prenant le rapport de ce chiffre à la valeur que prend $\frac{p_g}{p_f}$ pour le territoire entier (1,0655) que nous extrayons également du document précité, $\frac{0,0810}{1,0655}$ soit 0,076 ; tandis que l' oscillation correspondante calculée d' après les chiffres de notre premier tableau, l' écart maximum étant de 0,0389 et la valeur moyenne de $\frac{p_g}{p_f}$ de 1,0422, sera de $\frac{0,0389}{1,2422}$ soit 0.037, c. à. d. de moitié plus faible. Comparons enfin ces écarts eux-mêmes; nous voyons que l' écart théorique est 2 fois et demie moins considérable que l' écart signalé par l' observation.

Il nous semble difficile d' aspirer à une justification plus compléte par l' expérience des résultats auxquels la théorie de l' évolution ovulaire nous a conduit, et c' est à peine si nous y ajouterons en disant d' après W. Wundt (1): « on trouve à peu près le même rapport (1,05) dans les pays situés en dehors l' Europe, sauf en Australie........ où la proportion des garçons est plus considérable 1,209.»

(1) W. Wundt ouvrage déjà cité page 127.

§ III.

Explication d'après la théorie de l'évolution de certains faits Statistiques.

Les nombres que nous venons de citer ne sont pas les seuls que la Statisque fournisse. Il en est d'autres encore qui relevés avec soin pendant une série d'années, appellent l'attention du Statisticien, par la manifestation de lois régulières, restées jusqu'à présent sans liens, mais dont nous devons nécessairement trouver la commune raison d'être, dans le principe fondamental qui préside à la répartition des sexes.

Indépendamment des vérifications expérimentales déjà fournies, nous devons donc puiser dans ces nouveaux faits, ou de nouvelles preuves à invoquer en faveur de notre hypothèse, ou des raisons pour la rejeter, suivant qu'ils en découleront naturellement, ou qu'ils seront en contradiction avec les conséquences qui en dérivent. C'est cet examen dont nous n'avons pas à faire davantage ressortir l'importance, que nous allons entreprendre. (Ainsi que nous l'avons fait dans la note de la page ( ) désignons pour abréger l'écriture, le rapport $\frac{p_g}{p_f}$ par la lettre z : comme on sait, on a trouvé pour son expression approchée,

$$z=1+\frac{d'}{d},$$

d, représentant la durée du trajet de l' ovule à travers la trompe, dans la partie où la fécondation peut s' opérer, d' la même quantité relativement aux spermatozoïdes. On doit se rappeler, que pour parvenir à cette expression, nous avons ramené la recherche, à l' étude du mouvement de deux points mobiles; mais il est clair qu' à cette notion de mouvement, nous avons toujours rattaché implicitement, une autre idée contenue également dans l' hypothèse faite au début. En d' autres termes, ce n' est pas seulement un phénomène de transport que nous avons considéré, qu' il s' agît de l' ovule ou du liquide spermatique. Nous avons supposé en même temps, pour l' ovule, que ce transport était accompagné de son évolution s' accomplissant corrélativement; pour le sperme, que jusqu' à son arrivée sur l' ovaire, là-même, pendant un certain intervalle, il conservait ses qualités fécondantes, autrement dit, sa vitalité. Or il peut très bien se faire exceptionnellement, l' évolution de l' ovule demandant un certain temps, que celui-ci se trouve déjà transporté dans la partie interne de la trompe, alors cependant que sa mutation en est encore à la première période. Le liquide spermatique d' autre part, n' est apte à la fécondation que pendant un certain temps, variable suivant les individus, suivant les conditions du milieu où il circule, de sorte qu' il peut arriver aussi que sa vitalité ait disparu, et que les spermatozoïdes qu' il contient soient morts, avant d' être parvenus jusqu' aux ovaires. Dès lors on le conçoit, nous ne serons plus dans les conditions où nous nous sommes jusqu' à présent placés: dès lors aussi, les résultats seront modifiés, en raison même des changements survenus. Imaginons, par exemple, que la vitalité du sperme diminue, et qu' elle soit devenue égale à d'—D, que se passera-t-il? Comme il lui faut un temps d' pour parcourir l' espace où une rencontre fécondante peut avoir lieu, il est clair que si la rencontre se produit pendant la première période d′—D de son mouvement, elle sera suivie de fécondation; que si au contraire, elle a lieu dans l' intervalle de temps égal à D qui suivra, la fécondation ne s' opérera pas. Tout individu placé dans ces conditions verra donc, suivant la grandeur de D, les chances qu' il a d' avoir des filles diminuer plus ou moins: en sorte que, si D est suffisamment grand, il pourra très bien même, n' être plus en état de procréer des filles, à moins que par suite d' une progression extraordinaire de l' ovule, celui-ci n' ait pénétré dans la partie interne de la trompe, avant l' époque où sa mutation sexuelle s' est accomplie. Remarquons avant d' aller plus loin, que le résultat sera identique si le liquide spermatique bien que doué de vitalité, se trouve ralenti dans sa marche, par suite du peu d' activité des trompes utérines à le chasser en avant. Inversement, si le sperme est doué d, une vitalité supérieure à d′, il pourra après son arrivée sur l' ovaire, y séjourner un certain temps, et attendre la rupture de vésicules de Graafl qui n' étaient pas mûres au moment de son arrivée: ces derniers événéments améneront la naissance de filles, et la probabilité de l' arrivée de ces dernières augmentera dans ces cas là. De ces remarques ressortent les conséquences suivantes:

Toutes les circonstances de nature à surrexciter la vitalité des spermatozoïdes doivent, se traduire par un décroissement de la valeur de z: Toutes celles propres à produire un effet contraire, doivent se révéler par un effet inverse c. à. d. par un accroissement de z.

Toutes les circonstances qui accélérent en même temps la marche de l' ovule et celle des spermatozoïdes, doivent se traduire par une diminution de la valeur de z. Inversement un ralentissement, soit dans la marche de l' ovule soit dans celle du liquide séminal, tendra à diminuer le nombre relatif des filles, puisque des rencontres inféconds auront alors des chances de se produire dans les parties externes de l' appareil génital féminin, où les filles sont procréées: leur nombre d' ailleurs sera d' autant plus grand, que le lieu de la coïncidence sera lui-même plus rapproché des ovaires.

Il est aisé d' après cela de comprendre, combien la question est complexe, quelle diversité de résultats, doivent amener des causes susceptibles de se combiner de tant de manières différentes: l' impossibilité par conséquent où l' on serait de s' en rendre compte, si l' on était réduit à raisonner sur des cas isolés; mais heureusement nous avons des grands nombres à notre disposition, et alors les intensités de ces influences diverses, qui pour être insaisissables isolément, n' en sont pas moins réelles et constamment agissantes, en se superposant, parviennent à se dégager de toutes les oscillations empruntées aux hasards individuels, à se résumer dans une résultante appréciable, limite fixe vers laquelle tend leur somme, expression moyenne dès lors parfaitement définie, et manifestation nette dans l' effet produit de la cause productrice.

Pour achever de nous rendre compte de ces faits, tachons d' énumérer les causes principales capables d' influer sur cette vitalité des spermatozoïdes, sur sa rapidité de marche plus ou moins grande, comme sur celle de ' ovule, à travers le canal abducteur.

1.° Au premier rang nous mettons la nutrition: son influence incontestable sur l' organisme en général, est particulièrement hors de doute en ce qui concerne les fonctions génitales. Nous ne craignons pas d' être démenti par les hommes de science en l' admettant: en admettant par conséquent, que la qualité et la nature de la nourriture peuvent déterminer un surcroît d' énergie ou un ralentissement dans le mouvement des trompes utérines, et aussi, qu' elles doivent influer sur la vitalité des animaux spermatiques. Ainsi nous pensons qu' une alimentation riche en éléments azotés et phosphorés, (1) telle que celle des habitants des villes, doit produire un effet intensif, que l' effet contraire doit se remarquer chez les habitants des campagnes, dont les légumes et les farineux constituent la nourriture ordinaire.

2.° N' y a-t-il pas lieu de tenir compte aussi d' autres excitations d' origines diverses, dont certains milieux, tels que les grands centres de population, peuvent devenir les occasions? leur influence est admise par tous les médecins pour la femme, chez qui elles accélèrent l' époque de la puberté, toujours très tardive chez les filles des campagnes: chez l' homme, le même résultat doit se manifester; au moins jusqu' à preuve du contraire l' analogie nous y conduit, et nous l' admettons.

3.° Arrivons enfin aux âges des parents. Leur influence en elle-même est hors de doute. Les physiologistes sont parfaitement d' accord à cet égard. Aussi n' avons pas à insister pour démontrer son existence: mais ce qui demande une explication, c' est le mode d' action, autrement dit, la manière dont interviennent, à la fois, l' âge de la mère et celui du père. D' après W. Wundt que nous avons déjà eu occasion de citer, ce serait le rapport de ces deux âges qui serait l' élément important; nous pensons que ce rapport n' a rien à voir dans la question: Il en résulterait en effet, si nous supposions, par exemple, ce rapport égal à 1, que 2 jeunes gens de 20 ans, seraient dans les mêmes conditions, qu' un couple dont chaque membre aurait 36 ans, ce qui évidemment ne peut pas être; aussi n' hésitons-nous pas à considérer comme erro-

(1) Nous rappellerons à ce propos que dès 1840, Mr. Charles Dupin dans un mémoire lu à l' Académie des Sciences, faisait ressortir ce fait, que dans la population des côtes de la France la valeur du rapport z est plus basse que dans les départements du centre.

nnée la preuve qu' il se croit en droit de tirer du tableau suivant, (1) pour justifier ce point de vue.

Tableau composé d' après les registres des naissances de la Pairie d' Angleterre par Sadler.

Père plus jeune que la mère	0,86	Rapports du nombre des naissances de garçons au nombre des naissances de filles.
Père du même âge...............	0,94	
Père de 1 à 6 ans plus âgé	1,03	
Père de 6 à 11 ans plus âgé.....	1,26	
Père de 11 à 16 ans plus âgé	1,47	
Père âgé de plus de 16 ans......	1,63	

Il n' y a là d' après nous qu' une apparence servant à masquer la cause effective du phénomène, et nous pensons nous rapprocher davantage de la vérité en disant: L' âge a un effet analogue sur les deux sexes, analogue aussi à celui de la nutrition et autres influences dont nous avons parlé ci-dessus. Chez les jeunes gens, dans les premières années qui suivent l' apparition de la puberté, leur puissance génésique est à son apogée: c' est dans cette période que chez la femme, les trompes utérines éprouvent les contractions les plus énergiques; que chez l' homme, Les animaux spermatiques jouissent de leur plus grande longévité. D' après la théorie de l' évolution, soit qu' une seule de ces causes agisse, soit qu' elles soient concomitantes, elles concourent au même résultat, c. à. d., à la procréation d' un nombre relativement plus élevé de filles par rapport à l' ensemble des naissances. Mais on comprend aussi, que l' effet sera d' autant plus manifeste et plus intense, que l' action exercée par chacun des deux sexes sera elle-même plus marquée et plus intense, et aussi quand elles agiront ensemble, que quand une seule sera en jeu.

(1) W. Wundt ouvrage déjà cité page 127.

Or dans le tableau ci-dessus nous, n' hésitons pas à penser que s' il était complété par l' addition à chaque ligne de l' âge respectif moyen des parents, Nous observerions, que pour les deux sexes, cet âge moyen va en augmentant depuis la première jusqu' à la dernière ligne: que par exemple, dans les trois premières lignes, les âges moyens ne dépasseraient pas 30 ans pour les hommes, 27 à 28 ans pour les femmes, et que dans les trois dernières, ces quantités seraient notablement supérieures, de sorte que nous conformant à ce que nous avons déjà dit un peu plus haut, nous pourrions ajouter:

La première ligne présentant le maximum des intensités génésiques dûes à l' âge, c' est à cette catégorie que correspond le maximum de naissances féminines. La somme de ces intensités allant en diminuant à chacune des lignes suivantes, et au fur et à mesure qu' on descend, les naissances féminines subissent à chaque degré un décroissement, qui est par suite à son maximum au dernier terme de la série. Sans doute dans ces circonstances, la différence des âges des époux deviendra un élément de la question, mais comme fait relatif et non plus comme cause, et nous n' aurons à considérer pour rendre raison de la marche du phénomène que deux actions simultanées absolument indépendantes l' une de l' autre, venant ajouter simplement leurs effets.

Nous résumant alors sur les 3 points que nous venons de traiter successivement, nous dirons:

Deux milieux sociaux étant donnés, et étant tels, que 2 des 3 éléments que nous considérons peuvent y être regardés comme identiques, celui de ces 2 milieux, où le 3e. élément agira avec le plus d' intensité, présentera un surcroît de naissances de filles.

Tous les faits Statistiques constatés trouvent une explication dans cet énoncé: Voici, en effet, ce qui à cet égard concerne la France.

1º Variation du rapport z suivant que l'on considére les naissances afférentes, au département de la Seine, à la population des villes, à la population des campagnes.

2º Même résultat lorsque dans chacune des catégories qui précédent, on établit une distinction entre les naissances légitimes et les naissances illégitimes.

3º Même résultat encore, lorsque considérant, soit les naissances légitimes, soit les autres, on les prend successivement : dans le département de la Seine : dans la population des villes: dans la population rurale.

Ces résultats étaient faciles à prévoir.

Prenons en effet, la premiére catégorie de faits: Le Département de la Seine rapproché des villes devra présenter relativement à elles, ces excitations dont nous avons parlé; quant à la nutrition elle doit différer fort peu. L'âge moyen des parents doit être également peu dissemblable. Le rapport z devra donc en somme avoir une valeur plus faible dans le Département de la Seine que dans la population des villes: par des considérations analogues nous conclurons de même que dans les villes, ce même rapport doit être nécessairement plus faible que dans les campagnes. Laissant de côté pour un moment la 2e série, et passant à la 3e, si nous répétons dans chacune des suites qu'elle renferme l'examen que nous venons de faire, nous arriverons à des résultats absolument identiques.

Quel sera enfin le résultat qu'accusera la distinction que nous avons établie, entre les naissances légitimes ou illégitimes?

Les milieux où les phénomènes paralléles s'accomplissent, sont évidemment identiques, au point de vue des deux premières natures d'influences, dont nous nous servons pour les caractériser. Mais il n'en est plus de même du 3e. élément caractéristique. Si en effet au point de vue de la nourriture, et des excitations diverses susceptibles d' agir, nous pouvons sans altérer la vérité, admettre que les naissances légitimes et illégitimes s' accomplissent à peu près dans les mêmes conditions moyennes, il est clair, que les conditions d' âge des parents sont absolument différentes.

Les parents des enfants naturels, les hommes surtout doivent avoir un âge moyen notablement inférieur à celui des parents des enfants légitimes ; d' où la conséquence que dans les naissances illégitimes la proportion des filles doit être plus grande.

C' est en effet ce que l' observation permet de constater, de même aussi, que l' exactitude des conclusions déjà formulées dans les lignes qui précédent, car si nous prenons le tableau suivant extrait dé volume officiel num. XVIII de la Statistique générale de France relatif aux années 1861—1865,

		NOMBRE DE GARÇONS POUR 100 FILLES.		
		Naissances totales.	Naissances légitimes.	Neissances naturelles.
Il ne s' agit ici que des enfants nés viables.	Département de la Seine	103,38	103,68	102,74
	Population urbaine	104,34	104,46	103,26
	Population rurale.	105,59	105,69	103,40

Nous voyons au premier coup d' œil, que dans chaque colonne, les chiffres vont en croissant au fur et à mesure qu' on descend: que si au contraire on considère dans chaque ligne les deux nombres placés vers la droite, le plus éloigné dans cette direction est toujours le plus faible. Ce tableau pourrait donner lieu à d' autres remarques très intéressantes: mais nous devons forcément les laisser de côté comme s' écartant du but spécial que nous nous proposons. Nous avons hâte d' ailleurs d' arriver à un autre rapprochement de la théorie et de l' observation qui pourra donner lieu à une détermination numérique, et à ce titre mérite toute notre attention. Aussi croyons nous devoir en faire l' objet d' un chapitre spécial (voir pour plus de développements la note II placée à la fin du volume, page ( ).)

§ IV.

EXPLICATION DE LA PRÉDOMINANCE EXCESSIVE DES ENFANTS MÂLES DANS LES NAISSANCES DE MORTS-NÉS.

Tous les enfants ne naissent pas viables, et parmi eux il en est un assez grand nombre, variable du reste suivant que l' on considére la population urbaine, ou celle des campagnes, qui meurent ou sont morts au moment de leur naissance. Ce fait n' a rien d' extraordinaire, il rentre dans les circonstances régulières de la vie. Il n' est pas surprenant non plus que la proportion varie et change, suivant les conditions spéciales des populations qui sont centres générateurs des phénomènes; aussi après avoir relevé le fait, devrions-nous nous en remettre aux hygiénistes de rendre raison de ces différences, si dans chaque milieu, la mort frappant indistinctement les deux sexes, le rapport des nouveaux-nés des deux sexes atteints restait le même, que lorsqu' on considére les nombres totaux des naissances. Or les choses ne se passent pas ainsi, et un fait assurément très curieux, c' est que parmi les morts-nés les mâles prédominent d' une façon toute particulière Ainsi dans le département de la Seine on compte (période 1861—1865) 130,50 garçons pour 100 filles, dans les villes 137,14, dans la population rurale 153,95, ce qui donne pour la France entière 146,13, tous nombres, bien éloignés comme on voit, du rapport 106,55 constaté d' après l, ensemble des naissances.

Il est impossible de ne pas être frappé de semblables divergences, mais nous ne croyons pas qu' on soit parvenu à s' en rendre compte, jusqu' à ce que la théorie de l' évolution soit venu nous donner, non seulement une explication rationnelle, mais une confirmation numérique des plus remarquables, qui devient par suite, une preuve positive de plus à invoquer, en faveur de la justesse de cette hypothèse.

Reprenons la en effet rapidement: assimilant en quelque sorte l' ovule à un être vivant, nous supposons qu' à partir de sa naissance, après avoir accompli les phases de son existence, il arrive au terme où il meurt, et où alors suivant la loi commune de tous les corps organisés, il se désagrége et disparaît. Mais s' il en est ainsi, de même que nous avons remarqué que les deux phases de sa vie doivent être marquées par un état intermédiaire, de même aussi, le passage de la vie à la mort doit être marqué par une période de transition. Vivant et en pleine santé, il doit lorsqu' il est fécondé donner naissance à un être *viable*; mort il reste insensible à l' action des spermatozoïdes; mais que donnera-t-il, lorsque l' imprégnation sera subie pendant l' intervalle qui sépare ces deux époques nettement tranchées? Du moment que nous admettons une transition, il faut évidemment un phénomène nouveau, absolument caractérisé, qui soit la traduction des circonstances transitoires qui lui ont donné naissance, par conséquent transitoire lui-même. Or c' est ce qui aura lieu, si nous imaginons que ce germe, mourant mais conservant néanmoins des principes vitaux, donne naissance à un embryon participant des conditions défavorables du germe, incapable par suite d' arriver à une existence extra-utérine, susceptible cependant, grâce aux conditions spécialement protectrices que lui fournit le sein maternel, d' acquérir un certain développement, où il épuise en quelque sorte le peu de forces vitales qu' il possède. Le fait admis, la conséquence est évidente: *car puisque c' est dans la dernière période ovulaire, que suivant notre hypothèse, les garçons sont procréés, il est clair que tous ces embryons destinés à une extinction anticipée, devront appartenir au sexe masculin.*

Prenons maintenant l' ensemble des naissances de morts-nés: ce que nous venons de dire, va nous permettre de faire une distinction entre les causes mortuaires occasionnelles. Les unes en effet, seront *accidentelles*, c. à. d subordonnées à des événements entiérement dépendants du hasard, frappant indifféremment par suite, les enfants des deux sexes. Mais à côté de celles-cí, nous en rangerons d' autres que nous nommerons *causes physiologiques* telles que celles que nous venons d' analyser, et qui ne *frapperont que les garçons.* Dès lors si nous nous plaçons au point de vue du mode d' action de ces deux genres de causes, une remarque se présente immédiatement à l' esprit. En effet les premières sont variables, les secondes constantes. Les événements dus aux premières, tirant leur origine du milieu même où ils se passent, leur nombre pourra varier avec les conditions mêmes de ce milieu. Les événements au contraire dérivés des secondes, étant inhérents à l' organisme, au mécanisme de la génération, nous devrons les retrouver indépendants des milieux, simplement subordonnés au nombre des événements physiologiques d' où ils émanent, c. à. d. proportionnels au nombre relatif des naissances mâles par rapport au nombre total des naissances, et alors, tandisque suivant que la grossesse se sera produite à Paris, dans les villes de province, ou à la campagne, les causes accidentelles étant différentes *seront caractérisées par des coefficients va-*

riables, les causes physiologiques *conserveront un coefficient invariable.* Le calcul à entreprendre, les résultats à constater, sont dès lors nettement indiqués, et pour achever la vérification expérimentale en vue, il ne restera, après avoir algébriquement traduit ce que nous venons de dire, qu' à opérer dans les formules les substitutions numériques; nous pourrons pour cela faire usage des nombres insérés au tableau précédent, ainsi que de quelques autres qui sont nécessaires, que nous emprunterons également aux documents officiels français.

Ces documents, en effet, permettent de déterminer successivement, pour Paris, les villes et les campagnes, la proportion ramenée au centième du nombre des morts-nés au nombre total de naissances, et le rapport du nombre des naissances de mâles morts-nés au nombre correspondant à l' autre sexe, et cela suffit. Désignons pour un instant ces deux séries de quantités, suivant qu' il s' agira du département de la Seine, de la population urbaine, ou de la population rurale, par les quantités, s, s_1, s_2, r, r_1, r_2 et par p_{gp}, p_{fp}, p_{gv}, p_{fv}, p_{gc}, p_{fc}, les probabilités à la naissance afférentes aux deux sexes dans ces trois catégories. Nous savons que les probabilités des naissances masculines et féminines totales sont liées, pour le département de la Seine par exemple, par les relations connues,

$$p_{gp} + p_{fp} = 1, \qquad \frac{p_{pg}}{p_{fp}} = z.$$

Donc si nous désignons par x le coefficient des causes accidentelles, par y le coefficient des causes physiologiques de mort à la naissance, on aura d' après ce ce que nous avons dit plus haut, entre ces quantités et les précédentes, les relations

$$x + y p_{gp} = s\,, \qquad \frac{(x+y)\,p_{gp}}{x\,p_{fp}} = r\,,$$

qui combinées avec les deux que nous venons d' écrire, nous permettront de calculer les valeurs de x et y. On en tirera immédiatement, en remarquant que la 2e peut se mettre sous la forme,

$$\frac{x + y\,p_{gp}}{x p_{fp}} = r + 1\,,$$

$$x = \frac{s}{p_{fp}} \times \frac{1}{r+1}$$

$$\text{et} \;\; y = \frac{s}{p_{gp}} \times \frac{r-z}{r+1}, \;\text{ou encore}\;\; y = x\frac{r-z}{z}\,.$$

La population des villes nous aurait fourni de même,

$$x_1 = \frac{s_1}{p_{fv}} \times \frac{1}{r_1+1}$$

$$y_1 = \frac{s_1}{p_{gv}} \times \frac{r_1 - z_1}{r_1+1} = x_1\frac{r_1 - z_1}{z_1}$$

et celle de campagnes,

$$x_2 = \frac{s_2}{p_{fc}} \times \frac{1}{r_2+1}$$

$$y_2 = \frac{s_2}{p_{gc}} \times \frac{r_2 - z_2}{r_2+1} = x_2\frac{r_2 - z_2}{z_2}\,.$$

Cela posé, ce qu' il s' agit de montrer; c' est que.

$$y=y_1=y_2$$

Effectuons pour cela les substitutions numériques annoncées: nous avons d' après les tableaux Statistiques.

$s=0,0685$	$s_1=0,0517$	$s_2=0,0382$
$r=1,3050$	$r_1=1,3714$	$r_2=1,5395$
$z=1,0433$	$z_1=1,0588$	$z_2=1,0708$
$p_{gp}=0,5106$	$p_{gv}=0,5143$	$p_{ge}=0,5171$
(1) $p_{fp}=0,4894$	$p_{fv}=0,4857$	$p_{fe}=0,4829$

Il viendra en remplaçant dans les formules précédentes les lettres par leur valeurs,

(1) Toutes les données des 2 premièrs lignes ont été empruntées par nous directement à la Statistique de la France de Mr. Maurice Block qui lui-même à tiré ces renseignements de la Statistique officielle pour les années (1861—1865): n' ayant pas ce dernier document entre les mains nous avons dû calculer les chiffres des 3 dernières lignes, en nous servant des rapports des naissances mâles aux naissances femelles tels qu' ils sont donné à la page 39 et ne s' appliquant d' ailleurs qu' aux enfants vivants, distingués en enfants légitimes et enfants illégitimes; nous savions de plus, que les rapports de ces 2 groupes au nombre total des naissances sont donnés par les expressions,

	Naissances légitimes.	*Naissances illégitimes.*
Pour le département de la Seine	0,7368	0,2632
la population urbaine	0,8251	0,1149
la population rurale	0,9561	0,0439

En combinant ensuite, un premier résultat avec les données ci-dessus. relatives aux valeurs successives de s et de r, nous avons achevé les déterminations nécessaires; les formules employées appartenant à l' arithmétique courante, nous nous dispensons de les fournir ici.

Valeur de y	*Valeur de y_1*	*Valeur de y_2*
$y=0,0133$	$y_1=0,0133$	$y_2=0,0136$

Ainsi que nous l' avions annoncé, on voit, que les valeurs de y sont presque rigoureusement égales, puisque la seule différence à constater et qui porte sur y_2, est inférieure à 4 dixmillièmes; et de la sorte, se trouvent justifiées d' une manière assurément remarquable, les prévisions de la théorie de l' évolution.

Si nous cherchons maintenant à déterminer x, x_1, x_2, il vient

$$x=0,0617 \qquad x_1=0,0449 \qquad x_2=0,0312$$

valeurs, ainsi que nous l' avions annoncé également, qui sont très différentes les unes des autres.

Il est facile de le concevoir, si l' on veut bien réfléchir un instant aux différences des conditions d' existence des femmes, suivant qu' on se place à Paris, dans une ville de province, ou au centre d' un village; mais tandisque cette opinion, quoique juste, était restée jusqu' à présent à l' état indécis, nous la faisons passer à l' état de loi formulée, en lui donnant la précision qui résulte d' une mesure, et nous pouvons alors l' énoncer ainsi qu' il suit:

Par suite des conditions de l' existence parisienne, (Il en serait évidemment de même de toute autre grande capitale) sur 10,000 cas de conceptions, on rencontre 168 chances de plus de mort à la naissance, à Paris que dans les villes, et 305 de plus que dans les campagnes: pareillement la vie urbaine entraine 137 chances de plus que la vie rurale.

Pousser plus loin cet ordre de considérations serait nous éloigner de notre objet: aussi l' abandonnons-nous pour une nouvelle étude également propre, soit à confirmer, soit à infirmer, suivant les conclusions auxquelles nous serons conduit, l' hypothèse de l' évolution ovulaire, je veux parler de la répartition des sexes observée dans les grossesses multiples et principalement dans les naissances gémellaires.

---

§ V.

Examen des probabilités des naissances correspondant aux 3 combinaisons: 2 garçons, 2 filles, garçon et fille.

Bien qu' exceptionnelles dans la race humaine, les grossesses multiples ne sauraient être considérées comme anomales, car elles sont en réalité plus fréquentes qu' on ne le croit généralement: les accouchements gémellaires surtout, se reproduisent chaque année, avec une régularité et en nombre assez grands, pour que l' étude systématique de leurs caractères soit devenue possible: ainsi on a pu déterminer suivant quelle proportion constante, les sexes se répartissaient dans ces circonstances: De même aussi, envisageant non plus le groupement par sexe, mais la composition des accouchements, on a pu s' assurer, que la même constance se retrouvait dans la proportion des nombres, exprimant les groupements possibles, de deux garçons, deux filles, un garçon et une fille.

En désignant par N_{2g} N_{2f} N_{gf} les valeurs annuelles de ces derniers, et par Z conformément à la notation dont nous avons fait usage jusqu' à présent, le rapport des deux sexes dans ce genre de naissances, Il est clair qu' on pourra écrire

$$Z = \frac{2N_{2g} + N_{fg}}{2N_{2f} + N_{fg}},$$

ce qui permet de le calculer, et d' établir ainsi un lien entre les deux manières dont la question, comme nous venons de le dire est susceptible d' être envisagée.

Le Docteur Bertillon dans l' intéressant travail que nous avons rappelé dans le chapitre préliminaire de cet essai, s' était attaché à l' étude de cette formule, et à faire ressortir la différence qui existe, entre la valeur de z ainsi calculée, et celle à laquelle on parvient, en employant des chiffres exclusivement empruntés aux cas des naisances simples. Comme nous l' avons dit aussi, c' est pour arriver à expliquer cette différence, qu' il avait été conduit à conclure de son examen, que la loi qui régit le phénomène dans les grossesses simples cesse d' être la même dans les grossesses multiples.

Quoiqu' il en soit, cette observation constitue un fait statistique positif, non seulement applicable à la race française mais à tous les peuples sans exception.

Il résulte de là que c' est dans l' essence même des fonctions de reproduction, dans les circonstances qui accompagnent leur accomplissement, que nous devrons aller chercher la raison d' être de cette apparente anomalie, pour la faire rentrer dans la catégorie des faits nécessaires. Si par conséquent la théorie de l' évolution ovulaire est exacte, elle doit expliquer ces perturbations, et s' en servir comme d' un nouveau moyen de contrôle.

Entendons-nous maintenant sur la nature de ce contrôle: Allons-nous demander une vérification numérique de la nature de celles auxquelles nous sommes déjà plus d' une fois parvenu dans ce travail, et consistant à constater un accord entre des chiffres calculés et des chiffres observés. Assurément c' est ce qui vaudrait le mieux. Malheureusement les données nous manqueront pour cela, car ainsi que nous le verrons bientôt, l'analyse des faits nous conduira à introduire dans les formulss certains coefficients, que l' expérience seule peut donner, et sur lesquels l' observation n' a pas jusqu' à présent porté. Le calcul arithmétique rigoureux sera donc impossible: mais malgré cette lacune nous arriverons néanmoins, à mettre en pleine évidence à défaut du résultat même, au moins, entre quelles limites il doit être compris, et le but sera ainsi indirectement atteint.

Fixons nous d' abord pour cela, sur les notations dont nous allons faire usage dans ce qui suit.

Désignons par P_{2g}, P_{2f}, P_{fg}, les probabilités de grossesses gémellaires donnant respectivement naissances à 2 garçons, 2 filles, une fille et un garçon, et comme nous l' avons fait jusqu' à présent par p_g, p_f, les probabilités des naissances d' un garçon ou d' une fille dans les naissances simples; on sait que les quantités P_{2g}, P_{2f}, P_{fg}, d' une part, et les quantités p_g, p_f, de l' autre, sont liées par les relations fondamentales suivantes,

$$P_{2g}+P_{2f}+P_{fg}=1, \qquad p_g+p_f=1.$$

Il existe enfin entre les quantités qui figurent dans la première de ces relations, et le rapport Z des sexes dans les naissances doubles la relation:

$$Z=\frac{2P_{2g}+P_{gf}}{2P_{2f}+P_{gf}}.$$

Cela posé, remarquons que les probabilités qui figurent dans cette formule sont formées par la coïncidence de deux événements simples, dont les probabilités respectives sont représentées par les quantités p_g et p_f. Or l' événement composé peut survenir de trois manières différentes: 1º ou bien les événements simples ne se gênent en aucune façon, c. à. d. sont indépendants l' un de l' autre, et alors suivant les trois combinaisons ci-dessus, nous devrons voir figurer dans les relations algébriques qui expriment ces probabilités, les facteurs p_g^2, p_f^2, $2p_g p_f$: 2º ou bien ces événements sont tels, que l' un existant entraine nécessairement l' autre dans le même sens, et alors, la probabilité composée correspondante se réduira à l' une des probabilités simples p_g, p_f; ou bien enfin, la liaison des événements simples entre eux est telle, que la survenance de l' un d' entre eux empêchera la répétition de telle ou telle catégorie de certains autres.

Les 2 premières hypothèses se réalisant, soit seules soit simultanément, les probabilités cherchées seront nécessairement, on le comprend, de la forme suivante,

$$(1)\left\{\begin{array}{l} P_{2g}=Ap^2_g+Bp_g \\ P_{2f}=Ap^2_f+Bp_f \\ P_{gf}=2Ap_f\,p_g \end{array}\right.$$

A et *B* représentant les probabilités génériques des deux seules natures de causes qui peuvent être alors en jeu, et satisfaisant par conséquent à la condition

$$A+B=1;$$

Si les trois hypothèses s' appliquent simultanément, les formules précédentes se transformeront en les suivantes:

$$(2)\left\{\begin{array}{l} P_{2g}=Ap^2_g+Bp_g+M \\ P_{2f}=Ap^2_f+Bp_f+N \\ P_{fg}=2Ap_g\,p_f+R \end{array}\right.$$

dans lesquelles les quantités *A*, *B*, *M*, *N*, *R*, satisfont à l' équation de condition

$$A+B+M+N+R=1$$

et M, N, R, représentent des fonctions de p_g et p_f de formes particulières. Je dis maintenaut, que du moment que Z est différent de $\frac{p_g}{p_f}$, le premier système ne peut convenir à l' expression des probabilités proposées.

Il suffit de montrer pour le prouver, que si cette forme convenait z serait forcément égal à $\frac{p_g}{p_f}$.

Or si nous remplaçons dans la formule qui sert à exprimer Z, P_{2g}, P_{2f}, P_{gf}, par leurs valeurs tirées du systême (1), Il viendra

$$Z=\frac{2Ap^2_g+2Bp_g+2Ap_gp_f}{2Ap^2_f+2Bp_f+2A\,p_g\,p_f}=\frac{p_g}{p_f}\times\frac{A+B}{A+B}=\frac{p_g}{p_f}.$$

Comme nous l' annoncions, donc nécessairement, le système (2) est le seul qui convienne : il est facile d' ailleurs de voir que dans ce cas Z est généralement différent de $\frac{p_g}{p_f}$. Car si nous cherchons son expression nous voyons qu' elle sera alors

$$Z=\frac{2p_g\,(A+B)+2M+R}{2p_f\,(A+B)+2N+R}\cdot$$

et par conséquent si

$$\frac{2M+R}{2N+R}\;\begin{matrix}<\\>\end{matrix}\;\frac{p_g}{p_f},\ \text{Z sera lui-même}\;\begin{matrix}<\\>\end{matrix}\;\frac{p_g}{p_f}.$$

on voit également que non seulement on doit avoir alors

$$\frac{2M+R}{2N+R}\;\begin{matrix}>\\<\end{matrix}\;\frac{p_g}{p_f}$$

mais encore

$$Z \lessgtr \frac{2M+R}{2N+R} .$$

D' après ces remarques, à défaut d' une vérification numérique rigoureuse, les *desiderata* à exiger de l' application de la théorie de l' évolution ovulaire à la recherche des probabilités P_{2g}, P_{2f}, P_{gf}, doivent consister à montrer: 1º que le système (2) est la forme qui résulte de l' application de cette théorie;

2º Que les formules ainsi obtenues, bien qu' intraduisibles numériquement, mettent en évidence que le rapport

$$\frac{2M+R}{2N+R}$$

est nécessairement $<$ que $\frac{p_g}{p_f}$.

C' est donc, à ce point de vue, que nous allons aborder le problème.

Pour nous rendre compte exactement de la manière dont les choses doivent se passer, il est indispensable de se rappeler les circonstances qui accompagnent la fécondation et celles qui en sont la conséquence. Voici comment Béclard s' exprime à ce sujet page 1194 de son traité de Physiologie: « Pendant que l' ovule fécondé parcocourt la trompe, et avant qu' il tombe dans l' utérus, la muqueuse devient le siége d' une congestion concomitante, et elle s' hypertrophie dans tous ses éléments: l' œuf en arrivant dans l' utérus trouve la cavité de cet organe à peu près remplie par les circonvolutions de la muqueuse tuméfiée. Il se fixe dans une des anfractuosités de cette membrane et en un point généralement voisin de la trompe. Il est rare que l' ovule descende jusques dans le voisinage du col avant de se fixer.»

Arrêtons-nous dabord sur le dernier fait, et remarquons qu' il est nécessaire que l' ovule ne descende pas dans la partie inférieure de la cavité utérine; cette circonstance en effet, entraine l' insertion du placenta sur le col, et cette disposition, lors de l'accouchement est des plus dangereuses (1): une pareille insertion du placenta est donc au premier chef une anomalie, une exception à la marche des choses voulue par la nature. Or pour qu' il n' en soit pas ainsi, il faut que lorsque l' ovule fécondé débouche dans l' utérus, l' obstruction de ce dernier par le gouflement de la muqueuse soit complêt. Il résulte de là, que lorsque ce travail d' obstruction, entrainé par la conception, est accompli, tout nouveau coït fécondant est devenu impossible puisque les spermatozoïdes arrêtés dans leur marche, ne pourraient parvenir jusqu' au 2e. ovule en admettant qu' il existât. Donc si la fécondation des deux ovules n' est pas le résultat d' un même acte copulatoire, la seconde imprégnation ne peut se produire que pendant un intervalle de temps limité, à partir du moment où la première à eu lieu, et cet intervalle nous le répétons, est déterminé par la durée du travail d' obstruction de la cavité utérine par la tuméfaction hypertrophique de sa muqueuse.

Quelle sera maintenant cette durée? N' ayant trouvé

(1) L' insertion du placenta se fait presque toujours dans la région ou segment supér eur de la face interne de l' utérus, ou dans le voisinage des orifices tubaires. Selon Mr. Jacqueminier l' insertion de cet organe a communément lieu sur la paroi postérieure du fond de l' utérus et un peu du côtè gauche......

Quoiqu' il en soit le placenta peut occasionellement s' insérer, aussi bien près de l' orifice inférieur de l' utérus, que centre pour centre sur le col utérin, ce qui constitue une des plus fatales complications de l' accouchement, à cause de l' hémorraghie formidable qui se manifeste pendant la période de dilatation du col.

(Saboïa traité d' accouchements déjà cité page 168.)

à cet égard aucune indication dans les traités que nous avons consultés, nous allons donc hasarder ici une opinion absolument personnelle, dénuée par conséquent de la valeur intrinséque que toute idée emprunte à la compétence de son auteur, mais qui aura au moins le mérite de dériver rationnellement de l' état actuel de la science sur la matière.

Il nous a semblé que cet intervalle devait nécessairement se rattacher au temps employé par l' ovule à parcourir le dernier tiers de trompe, où on le sait, la fécondation ne peut plus s' opérer. Du moment en effet, que l' ovule fécondé ne peut sans inconvénients parvenir au bas de l' utérus, en tous cas sans courir de risque d' être entrainé hors de la cavité utérine par le flux menstruel, nous avons pensé, que son séjour dans la dernière partie de la trompe, assez long comme on sait, avait pour objet, de ménager à la matrice le temps nécessaire à son changement d' état: De sorte que la durée du trajet de l' ovule depuis le point extrême du canal tubaire, où il est susceptible d' être fécondé, jusqu' à l' *ostium uterinum*, marquerait le temps que demande la transformation, opérée pour le recevoir et permettre son développement normal. La raison du mécanisme des trompes ressortirait très bien alors de cette association de faits: dans la partie la plus large, la plus rapprochée de l' ovaire, siége de la fécondation: Dans la partie étroite, arrêt, en quelque sorte détention momentanée de l' ovule, pour donner à l' utérus le temps de se préparer. Il est évident d' ailleurs l' explication admise, que tous les œufs fécondés doivent se trouver dans des conditions également bonnes, quel que soit le point de la trompe où ils l' ont été, à leur arrivée dans leur réceptacle définitif; par conséquent le temps maximum de tuméfaction compléte des membranes, doit au plus, être égal au temps, qu' emploie l' œuf fécondé dans le point plus rapproché de l' utérus pour parvenir à cet organe, et par suite au temps minimum que cet œuf fécondé met à accomplir ce trajet.

Cette connexion mystérieuse entre l' instant de la fécondation et le commencement du changement d' état de la paroi utérine, attire dès lors l' attention sur un autre point. Du moment que la trompe est ainsi divisée, en deux parties jouant des rôles distincts, n' y a t-il pas lieu de se demander en effet, si la dernière partie du conduit n' aurait pas une constitution spéciale en corrélation intime avec l' hypertrophie de la muqueuse, de sorte que dans la dernière partie du trajet seulement, le contact de l' œuf fécondé, amènerait ce dernier phénomène? Faut-il admettre au contraire, que toutes les parties du canal abducteur indistinctement sont également aptes à le provoquer? la première hypothèse n' à rien de repoussant a priori, puisqu' elle semble au contraire, compléter en quelque sorte le rôle du tube conducteur: mais il faut reconnaître, qu' elle n' est pas conforme aux observations anatomiques qui trouvent à la trompe une structure identique dans toutes ses parties.

D' après les faits donc, nous devons nous en tenir à la notion plus simple que nous avons émise en second lieu. Aussi est-ce d' elle que nous allons maintenant faire usage, mais en ajoutant que raisonnerions-nous d' après la première hypothèse que les résultats ne se trouveraient pas sensiblement modifiés.

En résumé nous sommes amené à conclure:

Le temps que met l' ovule à parcourir le dernier tiers de la trompe, est égal au temps que met la muqueuse à s' hypertrophier.

Ce travail commence à partir du moment où la fécondation s' opère, quel que soit le point de la trompe où a eu lieu la rencontre des éléments de la conception.

Par conséquent, si une 2e. conception s' effectue postérieurement à une première, et indépendamment d' elle,

elle ne pourra avoir lieu que, pendant un temps limité à partir de l' instant où celle-ci se sera produite, et ce temps est constant, quel que soit le point du canal tubaire où celle-ci a eu lieu.

Ces principes posés, nous pouvons aborder l' étude des causes dont l' intervention figure dans la détermination des probabilités P_{2g}, P_{2f}, P_{gf}, et pour la commodité du langage, nous désignerons respectivement par les symboles C_{2g}, C_{2f}, C_{gf}, les combinaisons auxquelles elles correspondent.

Une première distinction à établir résulte de la duplicité des organes qui peuvent être le siège du phénomène.

Il peut se faire en effet, ou que la double conception provienne de la répétition du phénomène dans une seule des deux trompes, ou qu' elle soit le fruit de deux imprégnations simples ayant pour siège chacune des deux trompes.

Chacune de ces hypothèses peut être considérée comme une cause principale susceptible, à son tour de se subdiviser en causes partielles. Désignons ces causes pour la commodité du langage, par les lettres A et A_1, et par A et A_1 leur probabilités respectives, on sait que A et A_1 devront satisfaire à la relation,

$$A+A_1=1.$$

Cela posé, supposons en premier lieu, que la double fécondation ait pour siège une seule trompe, c. à. d. que nous raisonnions d' après la cause que nous avons appelée A; cet événement composé peut être le résultat d' un même acte de copulation, ou être le fruit de deux coïts, séparés par un certain intervalle de temps.

Si nous désignons par C et D ces nouvelles causes, et par C et D leurs probabilités, il est clair que nous devrons avoir encore entre ces quantités la relation fondamentale

$$C+D=1.$$

Si le double événements enfin est le fruit d' un même coït, il y a lieu d' établir encore une distinction nouvelle, car une circonstance dont nous n' avions pas eu à tenir compte jusqu' à présent, s' introduit dans la question. C' est de la présence des œufs doubles que nous voulons parler, qui nécessairement n' interviennent pas dans les grossesses ordinaires, mais dont l' existence est hors de doute, et doit forcément être rangée au nombre des causes possibles des grossesses multiples; on verra même que les grossesses qui leur sont attribuables, forment près du tiers du nombre total de ces événements composés. Pour ne pas avoir à y revenir, disons de suite, ce que nous entendons par cette expression d' *œufs doubles*. Nous comprenons sous cette appellation : 1º les œuf qui contiennent deux germes; 2º deux œufs simples renfermés dans une même vésicule de Graaf.

Il est clair d' autre part, que si deux œufs se trouvent simultanément dans le même conduit, rien n' empêche de supposer, qu' après la rencontre du plus avancé par les spermatozoïdes, ceux ci continuant leur progression, fécondent également celui qui est le plus rapproché des trompes.

De là donc, comme nous l' annoncions ci-dessus, la subdivision de la cause C en deux causes partielles nouvelles, G et F, dont les probabilités G et F resteront toujours liées par l' équation de condition

$$G+F=1.$$

Si la grossesse gémellaire provient de la cause A_1,

c. à. d. est le résultat de deux fécondations simples, opérées isolément dans chacune des deux trompes, nous aurons encore à distinguer comme dans ce qui précède, si l' événement est le fruit d' un même acte copulatoire, ou de deux imprégnations issues de deux coïts distincts; Mais là s' arrêtent les subdivisions à établir, de sorte qu' en désignant par C_1 et D_1 les probabilités partielles de ces deux catégories de faits C_1 et D_1, nous n' aurons plus qu' à écrire une seule équation de condition

$$C_1+D_1=1.$$

L' examen, que nous venons de faire, peut ainsi se résumer dans le tableau suivant, que nous avons dressé pour rendre plus clair ce qu' il nous reste à dire:

PREMIÈRE HYPOTHÉSE A

De probabilité A.

Fécondations opérées dans une même trompe.

Première subdivision C *de probabilité C.*

Fécondations issues d' un seul coït.

Premier cas G, de probabilité *G*; œufs doubles.

Second cas F, de probabilité *F*; œufs simples.

Seconde subdivision D *de probabilité D.*

Fécondations issues de 2 coïts successifs.

SECONDE HYPOTHÉSE A_1

De probabilité A_1.

Fécondations opérées dans les deux trompes.

Première subdivision C_1 *de probabilité C_1*

Fécondations issues d' un même coït.

Seconde subdivision D_1 *de probabilité D_1*

Fécondations issues de 2 coïts successifs.

EQUATIONS DE CONDITIONS.

$$\overbrace{\overbrace{\overbrace{G+F=1}\;+D}^{C+D=1}}^{A} + \overbrace{C_1+D_1=1}^{A_1} = 1$$

$$A + A_1 = 1$$

$$C + D = 1 \qquad C_1 + D_1 = 1$$

$$G + F = 1$$

Pour examiner maintenant chacune de ces hypothèses nous n' avons qu' à nous reporter à des formules déjà connues: auparavant néanmoins, il est indispensable de faire subir à ces formules un changement de forme.

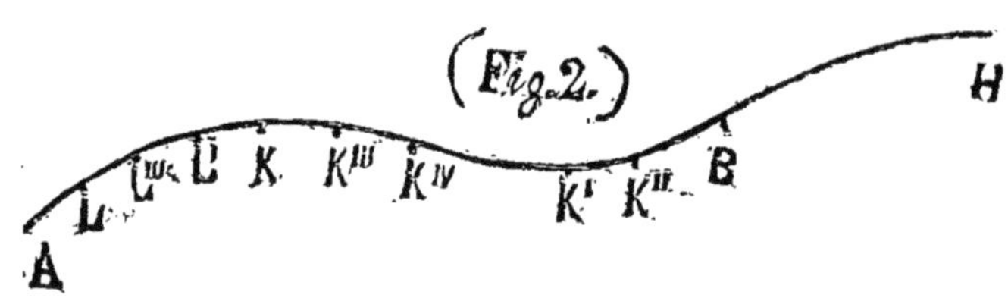

Dans ce but retraçons pour plus de commodité la figure de la page (17) sur laquelle AB représente la partie de la trajectoire commune de l' ovule et du sperme où la fécondation peut s' opérer, et K le point où s' accomplit la mutation sexuelle. On se rappelle, que prenant un point K' quelconque sur AB, compris entre A et B, la probabilité des fécondations dan l' intervalle AK' a été déterminée par la formule

$$p_{AK'} = \frac{1}{m} - \frac{m-1}{m^2} \cdot \frac{1}{1+n} \quad (1)$$

dans laquelle, comme on sait, $n = \frac{d}{d'}$, d et d' exprimant les temps respectivement nécessaires à l' ovule et aux spermatozoïdes pour parcourir l' espace AB; et $m = \frac{d}{t}$, t répresentant le temps nécessaire à l' ovule pour passer de A au point K'.

Cela posé, écrivons

$$t = yd;$$

en combinant cette relation avec celle qui sert à déterminer m, il viendra

$$y=\frac{1}{m},$$

D' où en remplaçant dans (1), on tirera

$$p_{AK'}=\frac{(n+y)y}{n+1} \quad (2)$$

Pour faire subir maintenant à $p_{AK'}$ toutes les variations dont cette quantité est susceptible, il est clair qu' il suffit de faire varier y de 0 à 1, et que dans ces cas limites la relation (2) donne pour $p_{AK'}$ 0 ou 1, ainsi qu' on devait s' y attendre.

On voit de même sans difficulté, que si après avoir obtenu $p_{AK'}$, on a besoin de $p_{K'B}$, on y parviendra en retranchant de l' unité la valeur de $p_{AK'}$; si on a supposé $y=\frac{1}{2}$ c, à. d. que le point K′ coincide avec le point K, on aura

$$p_{AK}=p_f=\frac{(n+\frac{1}{2})\frac{1}{2}}{1+n} \quad (3)$$

$$p_{KB}=p_g=1-\frac{(n+\frac{1}{2})\frac{1}{2}}{n+1}=\frac{(n+\frac{3}{2})\frac{1}{2}}{1+n} \quad (4);$$

nous aurons plus d' une fois dans la suite à nous rappeler ces deux formules.

Imaginons d'autre part, que nous considérions un point K″ infiniment voisin du point K′: pour déterminer la probabilité de rencontre dans cet intervalle infiniment petit, il suffit de remarquer que la valeur de $p_{AK'}$ n' est qu' une probabilité totale formée de la somme de toutes les probabilités élémentaires propres aux intervalles infiniment petits dont la réunion forme la longueur AK'; par suite on aura

$$p_{K'K''} = \frac{dp_{AK'}}{dy} = \frac{(n+2y)\,dy}{n+1}.$$

Inversement alors, en convenant de représenter par **I** le symbole de l' intégration, (le signe habituel ne figurant pas au nombre des caractères que possède l' Imprimerie de l' Etat), on peut écrire d' une façon générale,

$$p_{L'K'} = \mathbf{I}_{y_{L'}}^{y_{K'}} \frac{(n+2y)dy}{n+1},$$

en prenant un intervalle quelconque L' K' sur A B; et en particulier,

$$p_r = \mathbf{I}_{0}^{\frac{1}{2}} \frac{n+2y}{n+2}\,dy, \quad p_g = \mathbf{I}_{\frac{1}{2}}^{1} \frac{(n+2y)}{n+1}\,dy,$$

Après ces préliminaires revenons à notre objet.

Suivant l'ordre que nous avons adopté, la première question que nous avons à traiter consiste, dans la détermination de la probabilité d' une fécondation double issue d' un seul coït, et nous avons remarqué à ce sujet, qu' il fallait distinguer le cas de la fécondation d' un œuf double, de celui où 2 œufs simp les sont séparément imprégnés.

Soit donc d' abord un œuf double. — Si nous nous reportons à la définition que nous avons donnée de ces germes, il est clair que quel que soit le moment de l' existence des 2 germes simples conjugués que nous considérions, ils auront le même âge, et par conséq uent qu' au moment de l' imprégnation, ils seront au point de vue sexuel dans des conditions absolument identiques.

Leur connexion est telle d' ailleurs, que si l' un d' eux est fécondé, l' autre doit forcément l' être en même temps; nous n' aurons donc alors de combinaisons possibles que C_{2g} ou C_{2f}, et la répartition des cas devra se faire suivant les probabilités des naissances simples, puisqu' il est évident que ces événements doubles dans leurs résultats, ne sont à proprement parler que des cas particuliers des événements simples.

Ainsi G étant la probabilité de la cause des œufs doubles dans la cause plus générale C, qui dépend elle-même de la cause A, Les probabilités P_{2g}, P_{2f}, contiendront respectivement de ce chef, les termes

$$A\ C\ G p_g,\ A\ C\ G p_f.$$

Le partage de la cause partielle F également comprise dans la cause C, suivant les 3 combinaissons C_{2g}, C_{2f}, C_{gf}, est un peu plus compliqué.

Nous sommes amenés ici à supposer, que 2 ovules d' âges différents, ont été successivement fécondés par les mêmes spermatozoïdes parcourant dans son étendue le canal abducteur d' une des trompes. Imaginons d' après cela, que la première fécondation se soit opérée dans l' intervalle K′ K″ infiniment petit. La probabilité qu' elle avait de se faire à cet endroit, sera exprimée par la formule ci-dessus établie

$$p_{K'K''} = \frac{(n+2y)\,dy}{n+1};$$

La 2e. fécondation devant résulter de l'action des mêmes spermatozoïdes continuant d'avancer, ne pourra par conséquent avoir lieu, que dans l'intervalle AK' en un point K''' par exemple, ou mieux dans l'intervalle infiniment petit K''' K^IV. Pour être absolument rigoureux, il faudrait peut-être supposer que la position respective des œufs en K'' et en K''' n'a pas la même probabilité suivant que cet intervalle est plus ou moins grand: Il semble en d'autres termes, sans qu'il soit possible de le préciser toutefois, que plus il se sera écoulé de temps depuis le départ du premier œuf de l'ovaire, plus il y aura de chances pour qu'il s'en détache un second, et la probabilité de la présence du 2e. œuf sur K''' serait par suite d'autant plus grande, que la distance K' K''' serait elle même plus considérable. Mais il est certain d'autre part, que nous n'avons aucune espèce de donnée pour la détermination de ces chances, que par conséquent toute hypothèse serait gratuite; en tous cas ces influences sont extrémement faibles; nous pensons donc pouvoir les négliger sans troubler le résultat d'une manière appréciable, et admettre dès lors, que quelle que soit la position relative de K''' par rapport à K', la probabilité qu'a l'ovule de se trouver en ce point reste constante. Avec ce postulatum nous pourrons dire: la rencontre d'un 2e. ovule en K''' aurait pour probabilité l'expression

$$p_{K''K^{IV}} = \frac{(n+2x)\,dx}{n+1},$$

où x à le même sens que nous avons précédemment attribué à y, si la possibilité des rencontres s' étendait à tout l' intervalle AB. Or les cas possibles sont restreints a l' intervalle AK′ pour lequel la probabilité de rencontre est comme on sait

$$p_{AK'} = \frac{(n+y)\, y}{n+1};$$

donc la probabilité de rencontre du 2e. ovule considérée comme événement contingent d' une première fécondation opérée en K′, sera d' après un théorème connu,

$$P_{K'''K^{IV}} = \frac{p_{K'''K^{IV}}}{p_{AK'}} = \frac{(n+2x)\, dx}{(n+y)\, y};$$

de sorte que la probabilité de l' événement composé concomitant de ces 2 événements simples aura pour expression

$$P_{K',K'''} = p_{K'K''} \times P_{K'''K^{IV}} = \frac{(n+2y)\, dy}{n+1} \times \frac{(n+2x)dx}{(n+y)\, y};$$

cette expression peut encore se mettre sous la forme suivante

$$P_{K',K'''} = \frac{(n+2y)\, dy}{(n+y)\, y} \times \frac{(n+2x)\, dx}{n+1}.$$

Cette probabilité élémentaire ainsi déterminée, il sera facile d' en déduire l' expression totale relative à 2 intervalles finis quelconques, définis par les limites x_0 et x_1 de x, y_0 et y_1 de y, en ajoutant seulement comme remarque

que l' on doit avoir forcément $y_1 > x_1$; de sorte que si nous posons par exemple

$$y_0 = AL' \quad , y_1 = AK',$$
$$x_0 = AL''' \quad , x_1 = AK'''$$

La formule

$$P_{L'K', L'''K'''} = \int_{y_0}^{y_1} dy \frac{n+2y}{(n+y)y} \int_{x_0}^{x_1} \frac{(n+2x)}{n+1} dx,$$

les intégrations étant effectuées dans l' ordre, exprimera la probabilité composée de rencontre du premier ovule dans l' intervalle L'K', et du 2e. dans l' intervalle L'''K'''.

L' application de cette formule générale au cas qui nous occupe sera facile.

1.° Il est clair en effet que si y varie entre o et ½ la première rencontre donnera une fille; La 2e. par suite devra donner également une fille, quelle que soit la valeur attribuée à x; x peut d' ailleurs prendre toutes les valeurs comprises entre o et y; donc les limites de la première intégrale seront les suivantes:

$$x_0 = 0 \qquad x_1 = y$$

celles de la seconde

$$y_0 = 0 \qquad y_1 = \frac{1}{2}$$

Effectuant le calcul pour la première intégrale il vient

$$\int_0^y \frac{(n+2x)dx}{n+1} = \frac{y(n+y)}{n+1}.$$

Par suite la 2e. se réduit à cause du facteur commun $(y+n)$ y qui s' en va haut et bas,

$$\int_0^{\frac{1}{2}} \frac{dy\ (n+2y)}{n+1} = p_f$$

2.° Si nous supposons maintenant que y varie entre $\frac{1}{2}$ et 1, la première rencontre sera forcément un garçon; mais la 2e. pourra donner une fille ou un garçon: une fille lorsque x sera $<\frac{1}{2}$, un garçon lorsqu' il sera plus grand.

Les probabilités P_{gf}, P_{2g} auront donc respectivement pour expression les intégrales

$$\int_{\frac{1}{2}}^1 \frac{dy\ (n+2y)}{y\ (y+n)} \int_0^{\frac{1}{2}} \frac{dx\ (n+2x)}{n+1},$$

$$\int_{\frac{1}{2}}^{1} \frac{dy\,(n+2y)}{y\,(y+n)} \int_{\frac{1}{2}}^{y} \frac{dx\,(n+2x)}{n+1}$$

qui donnent finalement quand on a effectué les calculs, les expressions simples:

$$p_f\,L\frac{1}{p_f} \qquad\qquad p_g - p_f\,L\frac{1}{p_f}$$

Le symbole L désignant un logarithme népérien. Les probabilités totales afférentes aux combinaisons C_{2g}, C_{2f}, C_{gf}, comprendront par conséquent les termes respectifs suivants:

$$C_{2g} \ldots . \mathit{A}\ \mathit{C}\ \mathit{F}\,[p_g - p_f\,L\frac{1}{p_f}]\,,$$
$$C_{2f} \ldots . \mathit{A}\ \mathit{C}\ \mathit{F}\,p_f\,,$$
$$C_{gf} \ldots . \mathit{A}\ \mathit{C}\ \mathit{F}\,p_f\,L\frac{1}{p_f}\ .$$

Passons maintenant à l' examen des probabilités partielles qu' entraine l' existence de la cause D. Nous supposons alors que la double grossesse bien que se produisant toujours dans une même trompe, est le résultat de 2 fécondations successives issues de 2 coïts différents.

Il est clair qu' un élément nouveau dont nous n' avons pas eu à nous préoccuper encore, va s' introduire dans la question: c' est le temps pendant lequel à partir de la première imprégnation, la 2e. peut s' opérer. Nous n' avons pas à revenir sur la discussion dans laquelle nous sommes déjà entré à cet égard: rpapelant simplement les conclusions que nous en avons tiré, nous dirons que nous admettons que ce temps a une durée T, égale à celle du parcours par l' ovule du dernier tiers de la trompe; par suite d_1 représentant la durée du parcours total de la trompe, d la durée du parcours des deux premiers tiers, on devra avoir

$$T+d=d_1;$$

et comme on sait d' ailleurs que

$$\frac{d_1}{d}=\sqrt{\frac{3}{2}}$$

Il en résultera finalement

$$T=\left(\sqrt{\frac{3}{2}}-1\right) d.$$

Cela posé, nous remarquerons, que si nous supposons qu' il y ait eu une première rencontre en un point K′, si nous admettons en outre que la 2e. fécondation soit le résultat d' une seconde copulation, et que rien, dans les conséquences immédiates du premier de ces actes ne soit venu faire obstacle à l' accomplissement du second (1), il s' en suit, que ce 2e. acte aura dû nécessairement s' accomplir, d'_1 après le premier coït, ou si l' on aime mieux, y′d′

(1) Il est évident en effet, que les animaux spermatiques provenant du 2e. acte générateur devront rencontrer le premier ovule déjà fécondé, et on est amené à se demander alors, s' il n' y a pas là par suite du travail qui commence déjà à se faire dans les organes génitaux de la femme, une circonstance de nature à faire obstacle à leur marche. Si cela était, il est clair que plus l' ovule approcherait du point extrême de sa course, plus l' obstacle serait grand. Le supposer insurmontable à partir d' un certain moment, serait aboutir à la conclusion que la grossesse gémellaire ne serait alors plus possible. D'un autre côté s' il en était ainsi, c' est que la première fécondation se se

heures après la première fécondation, y' représentant la fraction du temps d' nécessaire au sperme pour cheminer du point K' au point A. En supposant le contraire en effet, la 2e. fécondation serait le fruit du premier coït et cela n' a pas lieu par hypothèse; Donc aussi le 2e. ovule n' a pu se détacher de l' ovaire, au plus tôt, que $y'\ d'$ après la première fécondation, ce qui nous améne à écrire pour exprimer le temps utile pendant le quel le 2e. ovule peut se détacher de l' ovaire

$$T-y'\ d'.$$

Cherchons avant d' aller plus loin, à exprimer y' en fonction de y, de manière à n' avoir plus à tenir compte que d' une seule variable. Il est clair d' après ce que nous savons déjà, qu' on devra avoir

$$\frac{a}{2}\ y^2 d^2 = v y' d'\ ;$$

et comme

$$\frac{a}{2} d^2 = v d'\ ,$$

Il reste finalement

$$y' = y^2\ .$$

rait opérée pendant la 2e. phase évolutive de l' œuf: donc alors une première fécondation masculine pourrait devenir un empêchement à un 2e. conception, de sorte qu' en fin de compte, en regardant la combinaison C_{2f} comme encore possible, il faudrait supprimer comme impossibles les combinaisons C_{2g} et C_{gf}.

Sans nier la possibilité d' un tel résultat à priori, sa probabilité nous a paru cependant assez faible, pour que tout en nous croyant obligé de la signaler, nous n' en ayons cependant pas tenu compte dans nos raisonnements.

remarquons maintenant, que nous admettons pour la valeur de T, l' expression

$$(\sqrt{\tfrac{3}{2}}-1)\,d;$$

donc puisque l' on sait en outre que $\frac{d}{d'}=n$, on arrive à écrire

$$T-y'd'=d\,[\sqrt{\tfrac{3}{2}}-1-\frac{y^2}{n}]:$$

Cherchons actuellement à nous rendre compte, du point extrème où la rencontre entre le 2e. ovule et les spermatozoïdes pourra avoir lieu, le premier ovule ayant été fécondé en un point K.

Il est clair, que pour que l' ovule aille le plus loin possible, il faut supposer qu' il a marché pendant le temps T—y'd', de manière à n' être fécondé que par les spermatozoïdes issus d' une copulation accomplie T—y'd' après la première fécondation. D' après cette remarque la détermination du point de rencontre sera facile. Si nous désignons en effet par *T*d, le temps nécessaire au sperme pour aller de sa position initiale B au point de rencontre, l' on aura pour déterminer *T*, l' équation

$$\frac{a}{2}[d[\sqrt{\tfrac{3}{2}}-1-\frac{y^2}{n}]+Td]^2+vTd=\frac{ad^2}{2}:$$

nous savons d' ailleurs que

$$v=\frac{ad^2}{2d'}=\frac{a}{2}nd,$$

Donc la relation précédente pourra s' écrire

$$[\sqrt{\tfrac{3}{2}} - 1 - \frac{y^2}{n} + T]^2 + nT = 1$$

D' où l' on tire, la valeur de T étant nécessairement positive,

$$T = \tfrac{1}{2}\left[\sqrt{(2(\sqrt{\tfrac{3}{2}} - 1 - \frac{y^2}{n}) + n)^2 + 4(1 - (\sqrt{\tfrac{3}{2}} - 1 - \frac{y^2}{n})^2)} - 2(\sqrt{\tfrac{3}{2}} - 1 - \frac{y^2}{n}) - n\right]$$

Cela posé, et sans examiner présentement entre quelles limites T est susceptible de varier, on voit que le temps total pendant lequel la seconde fécondation pourra s' opérér utilement est exprimé pour une valeur donnée de y, par

$$d\,(\sqrt{\tfrac{3}{2}} - 1 - \frac{y^2}{n} + T);$$

Donc si nous cherchons à exprimer la probabilité du double événement qui correspond à deux rencontres effectuées en deux points K′ et K‴, cette probabilité en vertu d' un raisonnement déja connu, et que pour cette raison nous n' avons pas à recommencer, sera le produit des 2 probabilités élémentaires, facteurs dans le produit suivant,

$$\frac{dy\,(n+2y)}{n+1} \times \frac{dx\,(n+2x)}{(n+(\sqrt{\tfrac{3}{2}} - 1 - \frac{y^2}{n} + T)\,(\sqrt{\tfrac{3}{2}} - 1 - \frac{y^2}{n} + T)},$$

à condition toutefois rappelons-nous le bien, que l' inégalité

$$d\left(\sqrt{\tfrac{3}{2}}-1-\frac{y^2}{n}+T\right)<d$$

soit satisfaite par la valeur particulière attribuée à y. Avant de nous servir de cette formule, il est donc indispensable de nous assurer, que pour toutes les valeurs de y comprises entre o et 1, l' inégalité que nous venons d' écrire existe. Pour l' établir, il suffit évidemment d' ailleurs de montrer que

$$\sqrt{\tfrac{3}{2}}-1-\frac{y^2}{n}+T<1$$

quelles que soient les valeurs attribuées à y entre les limites o et 1.

Or si nous faisons d' abord $y = o$, il vient en remplaçant T par sa valeur limite, successivement

$$\sqrt{\tfrac{3}{2}}-1+\tfrac{1}{2}\sqrt{(n-2)^2+2n\sqrt{3}}-\sqrt{\tfrac{3}{2}}+1-\frac{n}{2}<1$$

$$(n-2)^2+2n\sqrt{3}<(n+2)^2$$

$$2n\sqrt{3}<8n$$

$$\sqrt{3}-4<o$$

l' inégalité dans ce cas est donc toujours satisfaite. Il est évident maintenant qu' elle le sera à fortiori quand y aura la valeur 1, Car $T-y'd'+Td$ diminue nécessairement au fur et à mesure que y augmente; donc la formule de probabilité écrite ci-dessus est toujours applicable.

Par conséquent si nous voulons avoir la somme des probabilités élémentaires correspondant aux variations de y entre les limites y_0 et y_1, il suffira d'écrire, en remarquant que pour chaque valeur de y, x est susceptible de varier entre les limites o et $\sqrt{\frac{3}{2}} - 1 - \frac{y^2}{n} + T$,

$$\int_{y_0}^{y_1} dy \left[\frac{n + 2y}{(\sqrt{\frac{3}{2}} - 1 - \frac{y^2}{n} + T)\, n + (\sqrt{\frac{3}{2}} - 1 - \frac{y^2}{n} + T)} \right.$$

$$\left. \int_0^{\sqrt{\frac{3}{2}} - 1 - \frac{y^2}{n} + T} \frac{n + 2x}{n + 1}\, dx \right]$$

Cela posé supposons que y varie de o à $\frac{1}{2}$; la première fécondation dans cette hypothèse sera une fille. Pour que la seconde soit aussi une fille, il faut que lorsque x varie il reste inférieur à $\frac{1}{2}$ c. à. d. Il faut que

$$\sqrt{\frac{3}{2}} - 1 - \frac{y^2}{n} + T < \frac{1}{2},$$

et s' il existe des valeurs de cette expression $> \frac{1}{2}$ elles donneront lieu à la combinaison C_{gf}. De même si lorsque y varie entre $\frac{1}{2}$ et 1, il existe des valeurs de ce polynome supérieures à $\frac{1}{2}$, elles donneront lieu à la combinaison C_{2g}. Si elle est d' autre part susceptible de prendre des valeurs inférieures à $\frac{1}{2}$, nous retomberons sur la combinaison C_{gf}.

Or lorsqu'on cherche à déterminer la valeur maxima de

$$\sqrt{\tfrac{3}{2}}-1-\frac{y^2}{n}+T$$

on trouve que cette valeur, qui ainsi que nous l'avons dit correspond à $y=o$, est égale à 0,285 environ, de beaucoup inférieure par conséquent à $\frac{1}{2}$. Donc quel que soit y, la seconde rencontre aménera toujours une fille. Donc aussi les 2 seules combinaisons possibles seront C_{2f}, Lorsque y variera entre o et $\frac{1}{2}$, et C_{gf}, lorsque y variera entre $\frac{1}{2}$ et 1. Si nous passons maintenant au calcul proprement dit il viendra,

$$\int_0^{\frac{1}{2}} dy \left[\frac{n+2y}{\left(\sqrt{\tfrac{3}{2}}-1-\frac{y^2}{n}+T\right)\left(n+\sqrt{\tfrac{3}{2}}-1-\frac{y^2}{n}+T\right)} \right.$$

$$\left. \int_0^{\left(\sqrt{\tfrac{3}{2}}-1-\frac{y^2}{n}+T\right)} \frac{n+2x}{n+1} dx \right] = \int_0^{\frac{1}{2}} \frac{n+2y}{n+1} dy = p_f$$

On trouverait de même en faisant varier y entre $\frac{1}{2}$ et 1, pour la valeur de la nouvelle intégrale, p_g. En résumé du chef de la cause D, les probabilités totales P_{2f} et P_{gf} contiendront respectivement les probabilités partielles

$$A\ D\ p_f,$$
$$A\ D\ p_g.$$

Toutes les hypothéses en vertu des quelles une fécondation gémellaire peut s' opérer dans une même trompe étant épuisées, passons maintenant à l' étude des cas relatifs à la cause A_1.

Nous avons vu déjà; que lorsqu 'on suppose que la double grossesse provient de 2 imprégnations isolées dans chacune des 2 trompes, les distinctions subsidiaires se bornaient à 2, suivant qu' un même acte copulatoire ou 2 actes différents intervenaient dans le phènomène.

Dans le premier cas il est clair que les 2 événements simples qui concourent à l' arrivée de l' événements composé sont complétement indépendants l' un de l' autre, et que, toutes les combinaisons possibles pourront librement s' opérer. Pour trouver les probabilités partielles que cette cause introduit dans les probabilités totales, il suffit donc de multiplier par le facteur commun A_1 C_1 chacun des facteurs

$$p_g^2, p_f^2, 2 p_g p_f,$$

et d' affecter respectivement chacuns des produits ainsi obtenus aux probabilités,

$$P_{2g}, P_{2f}, P_{gf}.$$

nous nous bornerons à remarquer, que conformément à ce qui a toujours eu lieu jusqu' à présent, conformément aussi à ce qui suivra, quand une combinaison bissexuelle se produit, la conception du mâle précéde toujours celle de sa soeur jumelle; nous répondons en cela à un desir exprimé par Mr Bertillon comme nous le rappellerons dans nos conclusions.

Si nous supposons enfin, que la double conception soit le résultat de 2 coïts successifs, il est clair au point de vue de la recherche des probabilités, que nous allons nous retrouver identiquement dans les mêmes conditions que tout à l' heure, lorsque nous supposions le double phénomène s' accomplissant également par suite de 2 actes copulatoires mais dans une même trompe. Les conclusions sont par suite semblables, c. à. d. qu' excluant la combinaison C_{2g}, les combinaisons C_{2f}, C_{gf} seront respectivement caractérisées par les coéfficients p_f et p_g, de sorte que les probabilités partielles correspondantes seront

$$A_1\ D_1\ p_f \quad \text{pour } C_{2f},$$
$$A_1\ D_1\ p_g \quad \text{pour } C_{gf}.$$

En récapitulant maintenant les résultats auxquels nous sommes successivement parvenus, nous obtiendrons les formules

$$\begin{cases} P_{2g}=A\ C\ G\ p_g+A\ C\ F\ (p_g-p_f\ L.\dfrac{1}{p_f})+A_1\ C_1\ p_g^2 \\ P_{f1}=A\ CG\ p_f+A\ CF\ p_f+A\ D\ p_f+A_1\ C_1\ p_f^2+A_1 D_1 p_f \\ P_{gf}=A\ C\ F\ p_f L\dfrac{1}{p^f}+A\ D\ p_g+A_1\ C_1\ 2\ p_g\ p_f+A_1 D_1\ p_g \end{cases}$$

qui peuvent en vertu des équations de condition qui lient entre elles les diverses quantités qui y entrent, se ramener à la forme

$$\begin{cases} P_{2g}=A C(p_g-F p_f L.\dfrac{1}{p^f})+A_1\ C_1\ p_g^2 \\ P_{2f}=p_f-A_1\ C_1\ p_g\ p_f \\ P_{gf}=p_g-A\ C\ (p_g-F\ p_f\ L\dfrac{1}{p_f})-A_1\ C_1\ p_g\ (p_g-p_f). \end{cases}$$

Cherchons à exprimer Z à l' aide de ces formules, il viendra

$$Z = \frac{p_g + A\ C\,(p_g - F\ p_f\ L\frac{1}{p_f}) + A_1\ C_1\ p_g}{p_f + 1 - A\ C\,(p_g - F\ p_f\ L\frac{1}{p_f}) - A_1\ C_1\ p_g}.$$

Il est facile de voir, que si les substitutions numériques étaient possibles, le résultat de ces substitutions donnerait une valeur de Z inférieure au rapport de $\frac{p_g}{p^f}$.

Pour simplifier les écritures, remarquons qu' il reviendra au même, en appelant p'_g la probabilité à la naissance du sexe masculin dans les naissances doubles, de montrer que

$$p'_g < p_g.$$

Or nous avons évidemment

$$p'_g = \frac{p_g + A\ C\,(p_g - F\ p_f\ L\frac{1}{p_f}) + A_1\ C_1\ p_g}{2}:$$

En remplacant dans l' inégalité précédente, p'_g par sa valeur, et en faisant passer p_g dans le premier membre, elle devient après avoir ensuite chassé le dénominateur 2

$$A\ C\,(p_g - F\ p_f\ L\frac{1}{p_f}) + A_1\ C_1\ p_g - p_g < 0.$$

Remarquons maintenant, que l' inégalité suivante a toujours lieu

$$(A\ C+A_1\ C_1)-1<o;$$

ce qui entraine comme conséquence

$$(A\ C+A_1\ C_1)\ p_g-p_g<o$$

et par suite à fortiori la proposée.

Revenant au système de 3 équations écrit ci-dessus, il est clair que comme il ne renferme que 3 arbitraires, on pourrait déterminer leurs valeurs si la relation de condition,

$$P_{2g}+P_{2f}+P_{gf}=1$$

n' eût pas existé; mais qu' existant le système devient indéterminé et se réduit finalement à 2 équations distinctes. Donc tout ce que nous pouvons nous proposer à l' aide des résultats fournis par l' observation, c' est de déterminer entre quelles limites peuvent varier ces arbitraires; Il n' y a d' exception que pour la quantité $A_1\ C_1$, qui figurant seule dans la seconde équation du système, peut être exactement calculée, et dont nous pouvons alors immédiatement écrire la valeur

$$A_1\ C_1=\frac{p_f-P_{2f}}{p_g\ p_f}.$$

Pour déterminer les limites des autres variables revenons à la relation dont nous venons de nous servir

$$p'_g=\frac{p_g+A\quad C(p_g-F\ p_f\ L\frac{1}{p_f})+A_1\ C_1\ p_g}{2}$$

on voit facilement que si l' on pose,

$$X = A\,D + A_1 D_1 \text{ , et } Y = A\,C\,F,$$

elle peut se mettre sous la forme

$$p_g X + Y p_f L \frac{1}{p_f} = 2\,(p_g - p_g').$$

Cela posé comme nous savons, que X et Y sont nécessairement positifs, si l' on détermine entre quelles limites est remplie à la fois cette double condition, on aura indiqué par là même celles des valeurs possibles qui leurs sont attribuables dans l' expressions proposée.

Or il est évident que soit que l' on fasse $X = 0$ ou $Y = 0$, on satisfait à l' équation par des valeurs de Y ou de X positives, les limites de X sont donc

$$X = 0 \,, \qquad X = \frac{2(p_g - p'_g)}{p_g} \;;$$

$$Y = 0 \qquad Y = \frac{2(p_g - p'_g)}{p_f L \frac{1}{p_f}} \;;$$

et l' on est en droit d' écrire

$$AD + A_1 D_1 < \frac{2(p_g - p'_g)}{p_g} \,,$$

$$ACF < \frac{2(p_g - p'_g)}{p_f L \frac{1}{p_f}} \,.$$

en nous reportant maintenant à la valeur écrite plus haut pour $A_1 C_1$, et à la condition connue

$$AC+A_1C_1+AD+A_1D_1=1\,,$$

la première de ces inégalites se transforme en la suivante

$$AC>\frac{P_{2f}}{p_g\,p_f}-\frac{p_f+2(p_g-p'_g)}{p_g}\;,$$

qui nous fournit ainsi une limite inférieure du coefficient AC, tandisque l' inégalité également connue

$AC+A_1C_1<1$, qui peut s' écrire $AC<\dfrac{P_{2f}-p^2_f}{p_g p_f}$

nous en donne une limite supérieure. La différence de ces limites n' est autre évidemment que

$\dfrac{2(p_g-p'_f)}{p_g}$ valeur maxima de X.

Cette quantité est très petite comme on va le voir dans quelques instants; nous aurons donc la possibilité de connaître à très peu près la valeur de AC.

Opérons dans ce but des substitutions numériques, en nous servant comme nous l' avons fait jusqu' à présent de chiffres empruntés à la Statistique de la Française. Mais pour donner aux moyennes une portée plus considérable, au lieu de n' embrasser que la période quinquennale (1861—1865) prenons l' intervalle plus étendu (1861—1868) dont les résultats nous sont connus et comprennent plus de 80000 accouchements gémellaires sur un ensemble de 8 millions de naissances. En remarquant que pour déterminer p_g et p_f il convient de déduire de ce nombre total, celles qui ressortissent aux grossesses multiples nous avons fait les déterminations suivantes :

Naissances simples.	*Naissances gémellaires.*	
$p_g=0,51586$	$p'_g=0,51008$	$P_{2g}=0,33542$
$p_f=0,48414$	$p'_f=0,48992$	$P_{2f}=0,31525$
$z=1,06552$	$Z_1=1,04115$	$P_{gf}=0,34933$

Partant de ces données, on obtient successivement

$$A_1C_1=0,67624$$

$$AC<0,32374 \qquad AD+A_1D_1<0,02241$$

$$AC>0,30133 \qquad ACF<0,03246$$

cela posé comme

$$AC=ACG+ACF$$

Il résulte des deux inégalités de la dernière ligne, la nouvelle inégalité

$$ACG>0,26887,$$

à la quelle nous pouvons ajouter aussi évidemment la suivante

$$AC+A_1C_1>0,97759.$$

Ainsi on verrait par l'examen de ces chiffres, en admettant bien entendu la justesse de nos formules que la majorité des conceptions doubles (0,67624) serait le fruit de deux imprégnations simultanées opérées sur des œufs simples; Que les conceptions opérées au contraire sur œufs doubles, seraient à peu près égales aux 30 centièmes du nombre total; que quant au nombre des conceptions dont la présence vient altérer la valeur du rapport Z on pourrait le considérer comme inférieur à la fraction 0,02241 du nombre total, les nombres entre lesquels AG oscille peuvent remplir le même rôle limite par rapport à A qui nécessairement est $>0{,}30133$ et $<0{,}32374$. Or nous remarquerons que c' est dans cet intervalle assez restreint que P_{2f} est lui-même compris. Si donc nous voulons préciser davantage les notions que nous venons d' acquérir, on peut y arriver d' un manière relativement assez rigoureuse, en supposant $A=P_{2f}=0{,}31525$ qui par un coïncidence curieuse correspond presque exactement à la valeur moyenne entre les limites dont nous venons de parler; (il est bien entendu que nous n' entendons donner à ce rapprochement d' autre portée qu' une portée mnémonique.)

A_1 alors en vertu de la condition $A+A_1=1$ devient égal à 0,68475 et par suite comme on sait que $A_1G_1=0{,}67624$, A_1D_1 devient égal à 0,00851; si nous supposons maintenant ce qui est assez plausible que A_1D_1 est sensiblement égal a AD on tirera pour AGF de l' équation qui donne la valeur de p'_{z}, une valeur très voisine de celle de A_1D_1, de sorte que les causes de probabilités AG, A_1G_1 AGF seraient en quelque sorte égales.

Pour calculer G comme nous connaissons maintenant tous les coefficients de l' équation

$$AC+A_1G_1+AD+A_1D_1=1$$

Excepté lui, on aura

$$G=\frac{30674}{31525}=0{,}97611$$

et aussi évidemment,

$$F=\frac{00851}{30674} \qquad G=1-F=\frac{29823}{30674}$$

$$F=0,06058 \qquad G=0,93942$$

Parmi tous ces nombres, il en est un qui mérite une attention spéciale: c'est celui qui nous donne la valeur de

$$\mathrm{A}GG=0,29823 \ ,$$

et qui ainsi, qu' on le sait, détermine la probabilité des conceptions dues aux œufs doubles. Nous nous trouvons en effet dans ce cas, en présence d' un fait physiologique important. Pour ne pas nous exposer à parler un langage qui nous est étranger, cédons la parole au Docteur Saboïa qui s' exprime ainsi à la page 226 du livre auquel nous avons déjà fait de nombreux emprunts dans le courant de ce travail:

« La grossesse gémellaire reconnait pour cause la fécondation de plus d' un ovule provenant à la fois des deux ovaires, ou d' un seul dont la vésicule contenait plus d' un ovule.

« Il a été admis, que la fécondation pouvait s' opérer sur un ovule, et quelques jours après sur un autre qui aurait été expulsé de la vésicule de Graaf, ou même sur un ovule seul où il se trouve plus d' un jaune. Tous ces faits sont parfaitement admissibles et bien qu' ils ne soient pas appuyés par l' observation, toujours est-il que les dispositions qu' affectent les membranes par rapport au produit de la conception dénotent que les choses doivent quelquefois se passer ainsi.»

Ainsi bien que personne n' ait pu être témoin de l' acte de l' imprégnation, les produits accessoires du fœtus gardant une trace de la manière dont les choses ont dû se passer, on peut s' en faire une idée.

« Les recherches poursuit le Docteur Saboïa, qui ont

été faites relativement aux dispositions offertes par les membranes et annexes, ont conduit Guillemot à diviser en 4 espéces les grossesses composées. Dans la première 2 ovules sont fécondés et chaque produit se développe entouré de *toutes ses membranes.*

Dans la seconde l' ovule renferme deux germes ou plus et chaque fœtus se présente enveloppé seulement par l' amnios: le chorion dans ce cas est *commun à tous.*

Dans la troisiéme, les fœtus sont dans une même cavité et enveloppés également par *toutes les membranes.*

Dans la quatrième un ovule devait en contenir un autre et tous deux ayant été fécondés.... il en résulte la monstruosité par inclusion.»

Ainsi d' après l' auteur que nous venons de citer, la première variété de grossesse composée qui est la plus commune est due à deux ovules fécondés séparément. D' après ce que nous avons vu, nous aurons dans ce cas toutes les combinaisons sexuelles possibles; nous n' avons donc momentanément à tirer aucun parti de ces circonstances. Mais il n' en sera plus de même, si nous passons au 2e, et au 3e. genre de grossesses: Dans ces deux cas en effets d' après les citations que nous venons de faire, le double produit de la conception tire son origine d' un œuf double: les deux germes qui le constituaient accomplissant simultanément leur phases évolutives, les conceptions se sont opérées dans des conditions sexuelles identiques et nous sommes amené à formuler la proposition suivante

Toutes les fois que le chorion, et à fortiori le chorion et l' amnios seront communs aux deux fœtus ceux-ci devront avoir même sexe.

Nous n' avons trouvé dans aucun traité d' accouchements d' observations ayant pour objet, une vérification semblable; nous ne pouvons par suite invoquer aucun ensemble de faits à l' appui de l' opinion que nous venons formuler: mais les observations sont parfaitement possibles pour l' avenir. Nous n' hésitons pas en même temps, à inviter les accoucheurs, à compléter ces observations par des relevés numériques. D' après nos previsions en effet ces circonstances doivent se présenter 30 fois sur 100 environ comme nous l' avons indiqué ci-dessus. Lors donc qu' un nombre considérable d' observations aura été fait, les chiffres relevés pourront servir de pierre de touche à celui que la théorie vient de nous fournir. (1)

En attendant, qu' il me soit permis ne fût-ce qu' à titre

(1) On ne doit pas oublier que ce que nous avons appelé œufs doubles, comprend deux catégories de ces germes parfaitement distinctes: que nous avons embrassé dans cette dénomination les œufs doubles *proprement dits* c. à. d. à doubles germe, et deux œufs simples issus de la même vésicule de Graaf. Or de deux choses l' une, ou ces deux natures de double germe ont un chorion commun et alors 30 est bien la limite du nombre des accouchements provenant d' œufs doubles, ou cette propriété est caractéristique des ovules doubles proprement dits. Dans ce cas 30 est un chiffre, probablement beaucoup trop fort, qui dès lors ne peut plus servir de contrôle par son rapprochement avec les résultats pratiques. Mais outre que l' accoucheur peut encore dans cette détermination trouver le moyen de s' assurer du fait même, au sujet duquel nous restons actuellement dans l' incertitude, celle-ci ne l' en conduit pas moins, à une expérience décisive au sujet de l' hypothèse de l' évolution. Ce nombre en effet, quel qu' il soit, se décompose d' après la théorie en deux autres, proportionnels aux quantités p_g et p_f, lors qu' on sépare dans ces accouchements uni-sexués, les accouchements donnant des mâles de ceux qui fournissent des femelles. C' est donc là une vérification aussi possible qu' elle sera probante, lorsqu' elle sera effectuée sur un nombre suffisamment grand d' observations.

Si maintenant il se trouvait, comme nous le pensons, que les ovules doubles en général jouissent de la propriété d' avoir un chorion unique, Les autres conceptions nous fourniraient par leur partage suivant les combinaisons possibles, la possiblité d' une vérification numérique trop remarquable pour que les hommes spéciaux m' en veuillent de la leur indiquer:

Revenons pour cela aux équations des probabilités primitivemen de présomption favorable à nos conclusions, de leur rappeler certains faits faisant presque passer à l'état de vérité expérimentale la déduction théorique que nous venons d' émettre.

Je veux parler de cette espèce de monstres nommés monstres *doubles*; rappelons-nous entre autres ceux qui

considérées, et remarquons qu' en supprimant dans ces probabilités les cas afférents à la cause G, elles prendront la forme nouvelle

$$P'_{2g} = Mp^2_g + M_1(p_g - p_f L\frac{1}{p_f})$$

$$P'_{2f} = Mp^2_f + (M_1 + M_2)p_f$$

$$P'_{gf} = 2Mp_g p_f + M_1 p_f L\frac{1}{p_f} + M_2 p_g$$

avec les équations de condition,

$$M + M_1 + M_2 = 1$$

$$M = \frac{A_1 C_1}{ACF + AD + A_1},$$

$$M_1 = \frac{ACF}{ACF + AD + A_1},$$

$$M_2 = \frac{AD + A_1 D_1}{ACF + AD + A_1},$$

Si nous nous rappelons d' ailleurs que dans nos calculs approchés nous avons supposé que

$$ACF = AD = A_1 D_1$$

M_2 devient égal à $2M_1$, et les expressions précédentes elles mêmes·

$$M = \frac{67624}{70177} = 0.96305,$$

$$M_1 = \frac{00851}{70177} = 0.01232,$$

$$M_2 = \frac{01702}{70177} = 0.02464.$$

En substituant ensuite ces résultats dans les formules de probabilités que nous avons écrites ci-dessus et effectuant le reste des calculs, il viendra

$$P'_{2g} = 0.220 \qquad P'_{2f} = 0.248 \qquad P'_{gf} = 0.532$$

qui devront se trouver d' accord avec la répartition suivant les combinaisons sexuelles, opérées sur les accouchements gémellaires dans sont devenus récemment encore, l' objet d' exhibitions publiques, et formés par accolement indissoluble de deux individus. D' où peuvent provenir de semblables assemblages? de deux embryons évidemment, qui baignés dans le même amnios et issus par suite d' un même ovule, ont à une époque quelconque de leur existence fœtale, contracté des adhérences devenues définitives. Si la théorie que nous soutenons est exacte, il en résulte, que ces couples hors nature doivent toujours présenter le même sexe: c' est ce me semble, ce qui a toujours été constaté jusqu' à présent. Les sœurs Millie-Christine, les frères Siamois qui il y a quelques années à peine, ont fait le tour de l' Europe, comme nous le disiios tout à l' heure, sont au moins deux confirmations expérimentales de ce point de vue. Buffon à notre connaissance dans une chapitre de l' Homme nous en offre un 3e. exemple (deux femmes); ajoutons enfin que lorsqu' à la Société de Statistique de Paris nous avons cité à l' appui de nos idées ces trois exemples, Le Docteur Bertillon qui était présent a reconnu n' avoir jamais entendu parler en effet

lesquels chaque fœtus s' est présenté entouré de ses membranes propres. L' expérience serait, ce nous semble assez décisive pour qu' elle mérite d' être tentée. Nous ajouterons seulement que pour que les observations dont on se servira aient une signification, inattaquable leur nombre doit au moins être égal à 10,000.

On pourrait aussi se proposer de calculer par ce moyen la valeur du rapport des naissances: car d' après les calculs précédents on obtient pour p'_g et p'_f les nouvelles valeurs,

$$p'_g = 0.481 \qquad p'_f = 0.519$$

ce qui nous montrerait si l' expérience venait justifier ces nombres: 1º que les valeurs des probabilités des deux sexes, se sont pour ains dire changées l' une dans l' autre lorqu' on prend pour termes de comparaison les probabilités des naissances simples; 2º que contrairement *à une opin on que nous avons entendu émettre c' est l' intervention des œufs composés qui maintient à p'_g une valeur supérieure à celle de p'_f* et 3º qu' enfin Z' est alors égal à 0,927 et son inverse à 1.077.

de produits monstrueux pareils présentant des sexes différents. (1)

Pour ne rien négliger, nous devrions maintenant aborder l' étude des grossesses triples mais outre qu' elles sont assez rares, et que par suite, leurs chiffres n' ont aucune valeur au point de vue des probabilités, on comprend de reste, que les difficultés qui nous ont empêché de faire un examen complet des grossesses gémellaires surgiront bien plus insurmontables encore dans des circonstances plus complexes. Ce serait donc à tout prendre une étude pénible et sans profit.

Le lecteur en effet doit être à même de conclure: ou il partage notre conviction, ou il tient la preuve que nous avons fait fausse route.

Notre tache est donc remplie et nous n' avons plus pour terminer ce travail, qu' à résumer rapidement les faits que nous avons cherché à mettre en lumière.

(I) Au moment même où on nous demande le bon à tirer pour les dernières feuilles de ce mémoire, nous recevons (8 Juillet 1875) les Nos des mois de Mars et Avril du journal la Société de Statistique de Paris et à notre vive satistaction, nous y trouvons le mémoire du Dr. Bertillon dont l' audition nous à inspiré la pensée de ce travail: nous ne saurions évidemment entreprendre ici l' exposé des réflexions que nous suggère une lecture faite à la hâte: mais nous ne pouvons cependant résister au plaisir d' en extraire le passage suivant, qui vient ainsi confirmer de la façon la plus remarquable ce que nous avons dit ci-dessus: *"cette unité de sexe de chaque couple est une notion classique en tératologie pour les monstres doubles.* Or ces monstres n' étant qu un mode de développement des ovules à deux germes, il était naturel d' en induire que les embryons indépendants mais issus d' un ovule à deux germes doivent être également de même sexe: telle avait été dans le cours de ce travail, ma conclusion, pour ainsi dire *a priori;* aussi ai-je été très satisfait de trouver un mémoire de H. Mekel sur les grossesses multiples inséré dans les archives de Muller en 1850 p. 534, et dans lequel cet anatomiste ayant réuni tous les faits qui lui sont connus, déclare que *"jusqu' à présent il n' a rencontré aucune exception à cette règle que les jumeaux développés dans un même chorion sont toujours du même sexe."* (Note de la page 65 nº de Mars.)

§ VII.

RÉSUMÉ ET CONCLUSION.

Nous emparant d' une opinion sur la cause des sexes émise par un naturaliste génevois Mr. Thury, et la complétant en assignant aux périodes de l' évolution ovulaire un caractère défini, nous avons pensé que si cette hypothèse était juste, elle devait expliquer tous les faits naturels observés venant se rattacher à cet ordre d' idées.

Partant de là, nous avons cherché à montrer, que ce que l' on a appelé l' hermaphrodisme en était une première conséquence; profitant, de certaines données de laboratoire nous avons calculé *à priori*, suivant quel rapport les sexes devaient se produire dans les naissances simples, et nous avons après, rapproché ce résultat théorique de celui que fournit l' observation. Encouragé par une première concordance remarquable, nous avons montré ensuite, que toutes les variations de ce rapport relevées par la Statistique, suivant que le champ de l' observation se restreignait, soit à la population des villes, soit à celle des campagnes; ou à un autre point de vue, suivant qu' elle distinguait les cas de naissances légitimes des cas de naissances naturelles, trouvaient également une explication fondée dans l' hypothèse primordiale admise. Frappé comme tous les Statisticiens de ce que ce même rapport, est démesurément altéré lorsque pour le déterminer, on se borne à prendre les naissances des morts-nés, nous avons été conduit à penser, en nous appuyant sur le même principe fondamental, que cette altération est attribuable à la fois, à deux genres de causes simultanément agissantes: *des causes accidentelles* variables par suite avec les milieux; *des causes physiologiques*, indépendantes des milieux : *constantes* par conséquent; et le calcul dst encore venu justifier cette manière de voir.

Abordant après cela les observations relatives aux naissances gémellaires, à défaut de justifications numériques nous avons pu au moins fournir la preuve, qu' il n' y avait pas à prévoir de contradictions, entre les constations de l' expérience et celles de la théorie de l' évolution, le jour où les substitutions de chiffres, pourraient s' effectuer dans les formules fournies par celle-ci : profitant enfin de certaines particularités que présentent les produits annexes de ces sortes de grossesses, nous avons établi, que des observations propres à confirmer les idées émises par nous, pouvaient facilement être entreprises par les hommes de l' art et nous leur avons rappelé à ce propos certains faits en accord, de nature peut-être à indiquer d' avance à quelles favorables conclusions aboutiraient leurs recherches.

Des faits nombreux venant ainsi se rattacher à un principe fondamental constituent, ce nous semble, un faisceau de preuves sérieux, d' autant que nous n' avons rencontre sur notre route aucune contradiction. Rien ne nous a paru infirmer, tout confirmer au contraire la supposition première. Nous ne voulons pas nous abuser: aussi nous attendons-nous à ce que plus d' une erreur soit relevée dans cet essai. Mais d' un autre côté nous ne pensons pas qu' il nous ait été possible, de nous tromper au point d' avoir été d' un bout à l' autre de cette étude, le jouet d' une illusion.

Si donc en publiant ces résultats, nous ne pouvons nous défendre d' une vive appréhension, nous nous laissons aller à espérer néanmoins, qu' après examen, il en restera assez d' exacts, pour que la théorie de l' évolution ovulaire qui parait abandonnée par la physiologie, on peut ajouter, sans qu' elle ait été sérieusement discutée, ainsi que le constatait récemment encore l' illustre Claude Bernard dans son cours du Museum d' Histoire naturelle de Paris, soit reprise par les savants capables de lui donner une sanction, et soumise d' un manière définitive au cristerium de l' expérience.

Nous ne regretterions pas alors le temps que nous avons employé à la rédaction de ce mémoire.

Lima, le 9 Mai 1875.

NOTE I.

SUR L'EXAMEN DES DIVERSES HYPOTHÈSES RELATIVES A LA DÉTERMINATION DE LA PARTIE DES TROMPES OU S'ACCOMPLIT LA FÉCONDATION.

Nous n' avons pas voulu pour ne pas nous laisser entrainer à des digressions de nature à retarder hors de mesure l' exposition de la théorie de l' évolution, indiquer les raisons qui nous ont déterminé à accepter l' hypothèse de Mr. Robin, de préférence à l' opinion émise par Mr. Coste, ou encore de tel autre physiologiste éminent tel que Mr. Pouchet. Il n' est pas inutile cependant, ne fût-ce que pour prévoir une objection possible, d' énumérer ces motifs, et tel est l' objet de cette note.

Les suppositions qui ont été faites à cet égard peuvent se ramener à trois comme nous venons de le faire entendre:

D' après Mr. Pouchet si nous nous en rapportons au traité d' accouchements du Docteur Saboïa, qui ne se déclare pas partisan du reste de cette manière de voir, la fécondation serait possible, à la fois, sur les ovaires, dans les trompes, et dans la cavité utérine elle-même.

D' après Littré et Robin, et c' est suivant cette hypo-

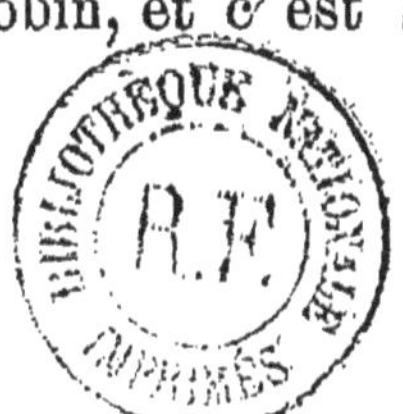

thèse que nous avons raisonné, Les ovaires et les deux premiers tiers de la trompe les plus rapprochés de cet organe, jouiraient seuls de cette propriété.

Enfin d' après Mr. Coste dont on connait la juste autorité dans ces matières, le siège de cette fonction physiologique serait plus restreint encore, et se réduirait à l' ovaire et à la partie immédiatement voisine du pavillon dans le canal abducteur.

La première opinion ne nous parait guères soutenable: outre qu' en France au moins, elle n' est plus admise, à en juger par les auteurs que nous avons pu consulter, une raison décisive pour nous, c' est qu' elle ne tient aucune espèce de compte de la nécessité du travail préparatoire accompli par la paroi utérine, pour recevoir l' œuf dans des conditions favorables à son développement. Cette manière de voir pût-elle donc, ce qui ne m' est pas prouvé, s' appuyer sur des faits d' observation, qu' il faudrait regarder ces derniers comme absolument exceptionnels et anomaux, et parfaitement incapables dès lors d' être considérés comme constituant la règle, la loi réelle du phénomène.

Mais il faut bien le reconnaître il n' en est plus de même des assertions de Mr. Coste, formulées à la suite de travaux couronnés par de brillants résultats, passés aujourdhui à l' état de théorèmes physiologiques : ces assertions méritent donc qu' on s' y arrête et qu' on les examine avec un respect légitime.

Pourquoi en effet, avons-nous dû leur préférer la manière de voir de Mr. Ch. Robin?

Notre choix a été dicté par plusieurs motifs.

Disons d' abord que les deux observateurs jouissant d' une égale réputation d' habileté et de probité scientifique, il nous a semblé que nous devions nous dégager de toute préoccupation inhérente à la valeur des travaux euxmêmes, et regarder les faits relatés par l' un et l' autre de ces observateurs comme scrupuleusement exacts. C' est par conséquent au sens et à la portée qui leur sont attribués qu' il nous a paru nécessaire de nous attacher, et c' est à ce point de vue que nous avons cherché à discuter les deux hypothèses.

Cela posé d' où peuvent provenir les différences d' interprétation? Elles sont en réalité moins grandes qu' elles ne paraissent au premier abord: pour nous en rendre compte servons-nous des faits consécutifs de la théorie évolutive de l' œuf. D' après les bases mêmes de nos calculs en effet, les fécondations sont inégalements réparties à l' intérieur de la trompe, si bien que toutes les conceptions féminines. c. à. d. à peu près la moitié du nombre total, s' accomplissent dans l' intervalle L égal à $\frac{a d^2}{8}$ autrement dit au quart de la partie du canal abducteur où suivant Ch. Robin le phénomène peut se produire. Or cette partie n' est elle-même que les $\frac{2}{3}$ du conduit entier, et par suite en appelant comme nous l' avons fait l la longueur totale de la trompe, L devient égal à

$$\frac{2}{3} \times \frac{1}{4} \times l = \frac{1}{6} l$$

Nous savons d' ailleurs, que la valeur de l varie entre 10 et 12 centimètres; L doit donc finalement être considéré comme au plus égal à deux centimètres. ne serait-ce pas là, ce que Mr. Coste aurait entendu par le voisinage immédiat des trompes? Mais dira-t-on, nous ne tenons compte en somme, ici, que d' un point, où moins de la moitié des fécondations, se sont opérées: comment se fait-il dès lors, que Coste n' ait pas fait entrer en ligne les cas qu' il a pu constater au delà ? Pour pouvoir répondre d' une manière complète il faudrait avoir entre les mains la relation même de ses expériences. Or nous l' avouons, nous n' avons pu nous la procurer ici. Neanmoins il est un fait qui en est indépendant, et dont nous ne pouvons ne pas être touché, au point de vue de l' opinion qu' a pu se former le savant expérimentateur. C' est que le nombre des observations auxquelles il a pu se livrer est nécessairement limité, et que 10, 15, 50, mettons 500 expériences, représentent encore un nombre re lativement trop faible pour mettre la loi dont il s' agit en évidence; en sorte que, il a très bien pu dans la majorité des cas constater l' apparition du phénomène dans le voisinage du pavillon et être ainsi porté à considérer les autres comme des anomalies, comme des exceptions, devant par conséquent être écartées des circonstances qui devaient servir à formuler la loi.

La probabilité de cette interprétation erronnée résulte comme nous allons le montrer, tout à l' heure, de la théorie de l' évolution qui fait très bien sentir, en même temps que les expériences de ses successeurs aient pu aboutir à des constatations de conception, plus également réparties dans l' étendue du canal abducteur, surtout ils ont eu soin de recourir aux observations fruit des travaux autérieurs, pour les réunir à celles qui leur étaient personnelles; car en les accumulant, ils ont pu dégager de leur masse une expression plus approchée et plus vraie du phénomène.

Pour faire ressortir l' exactitude de ces considérations, il suffit de se demander quelle est la partie du canal abducteur où se présentent les plus grandes chances de rencontre de l' ovule fécondé, et pour déterminer ces chances de voir quels sont, à cet égard les enseignements de la théorie de l' évolution.

D' après elle, nous l' avons rappelé déjà dans cette note, l' ovule est animé d' un mouvement varié qui va en s' accélérant, de sorte que dans la dernière partie de son parcours, il met moins de temps pour se déplaçer d' une quantité donnée que dans la première. A priori l' expérimentateur semble avoir des chances égales de le rencontrer en tel ou tel point de sa trajectoire. Au moment de l' observation autrement dit, tous les points de cette trajectoire paraissent présenter une égale probabilité d' être le siège du phénomène: Mais il est clair que pour qu' il en fût ainsi, il faudrait que le mouvement de l' ovule fut uniforme; et que du moment, que sa vitesse varie à chaque instant, les diverses parties de la trajectoire offrent des probabilités de rencontre variables, et dépendantes des variations mêmes des vitesses correspondantes. Donc si nous prenons les œufs fécondés nous pouvons admettre, que les probabilités pour deux éléments égaux de trajectoire, pris dans deux parties différentes de celle-ci, seront proportionnelles aux nombres de fécondations relativement susceptibles de s' accomplir dans ce trajet, et par conséquent les probabilités elles-mêmes seront exprimées par le rapport de ces nombres, au nombre total des fécondations possibles dans toute l' étendue de la trajectoire. Par suite, (remarquons bien toujours qu' il s' agit d' œufs fécondés) pour le premier quart, la probabilité de rencontre sera égale à p_f et pour le reste à p_g. Si donc nous divisons ce premier quart en n parties égales, comme le reste du canal contiendra 3 n de ces parties égales, le nombre moyen des rencontres dans ces n parties sera

$$\frac{p_f}{n},$$

et le même nombre moyen afférent à la seconde partie

$$\frac{p_g}{3n},$$

Prenons maintenant le rapport de ces deux nombres, il viendra pour son expression

$$3\,\frac{p_f}{p_g}$$

où en remplaçant $\frac{p_f}{p_g}$ par sa valeur $\frac{1}{1,06}$,

on obtiendra, $\frac{3}{1,06}=2.83$,

ce qui nous permet de dire: sur 383 expériences 283 fois l' œuf sera rencontré dans le premier quart de la trompe, et 100 fois seulement dans la dernière partie, ou encore: sur 100 expériences, 74 fois la rencontre aura lieu dans les deux premiers centimètres du conduit de la trompe, et 26 fois seulement dans les 6 centimètres qui viennent après.

Si nous tenons compte maintenant de ces deux faits: 1° qu' en réalité les rencontres ne sont pas également réparties, comme les nombres moyens dont nous faisons usage le supposent, et qu' au contraire très nombreuses dans le voisinage des trompes, elles sont très espacées à l' autre extrémité du conduit; 2° que les proportion 74 et 26 que nous venons de déterminer sont des limites vers lesquelles devront seulement converger les observations quand leur nombre sera très considérable, et que dans la réalité, sur des expériences en nombre limité, le hasard intervient forcément avec tous ses éléments d' incertitudes; on est amené à la fois à comprendre que la loi réelle du phénomène ait été masquée aux yeux de l' observateur même aussi sagace qu' on puisse le supposer, et que tout soit venu l' entrainer à une interprétation erronnée des faits, alors surtout, que créateur en quelque sorte de la science qu' il étudiait Mr. Coste plus que tout autre se trouvait privé de toute espèce de jalons, propres à guider son jugement et à redresser des inductions fondées sur des apparences. Mr. Robin au contraire venu après Coste se trouvant dans des conditions meilleures, à dû parvenir a se rendre un compte plus exact de la nature des choses.

Outre ces raisons, que nous croyons justes, un autre motif qui je l' espère, ne paraitra pas non plus dénué de fondement, nous a fait également pencher en faveur du point de vue de Mr. Robin. Il nous a semblé, que l' hypothèse de Coste, outre qu' elle donnerait à l' ovule trop peu de chances d' être fécondé, n' est pas d' accord avec certains faits d' observation parfaitement établis. A ce point de vue rappelons nous d' abord, que l' ovule employant un temps moyen de 6 à 10 jours à traverser la trompe entière, pour parcourir les deux premiers tiers ne mettra au plus que $\frac{10}{1{,}225}$, 1,225 représentant $\sqrt{\frac{3}{2}}$.

Cela posé supposons pour ne pas exagérer la formule de l' ancien professeur du collége de France, que les deux premiers centimètres du conduit qui suivent l' entrée du pavillon, soient considérés comme aptes à fournir des conceptions. Le temps employé par l' ovule à ce parcours étant égal à la moitié du précédent, l' intervalle pendant lequel la fécondation pourrait s' opérer aurait pour valeur dans cette hypothèse,

$$\frac{5}{1{,}225} = 4{,}08 \,;$$

Il en résulterait alors, si conformément à l' opinion courante, la rupture d' une vésicule de Graaf coïncide le plus souvent avec l' apparition des régles, que toute fécondation deviendrait impossible 4 jours après. Or si nous nous en rapportons aux fait Statistiques (voir Béclard) relevés dans les hopitaux, il n' en est pas ainsi et nous ne serons démenti par aucun accoucheur je crois, en affirmant d' après ces documents, qu' on est conduit à regarder beaucoup de conceptions comme s' étant produites 8 jours et plus après cette éruption. Si nous prenons au contraire l'hypothèse de Mr. Robin, nous voyons qu' indiquant, ainsi que nous venons de le voir $\frac{10}{1,225}$ c. à. d. 8 jours comme temps moyen favorable aux conceptions, elle accuse un nombre précisement conforme aux relevés des hopitaux, aux résultats des observations des plus savants accoucheurs; n' est-ce pas là une raison décisive de nous faire pencher en sa faveur?

Résumant donc cet examen nous dirons:

Les résultats absolus de Coste ne se trouvent pas en désaccord avec la théorie, qui en rend compte, et qui dés lors ne saurait être infirmée par eux, mais ses conclusion nous paraissent erronnées, parceque en assignant à la période pendant laquelle la fécondation peut s' opérer, une trop courte durée, elles sont en désaccord avec les fait observés.

Les idées de Mr. Charles Robin au contraire fondées comme les précédentes sur l' expérience directe, conduisent à des déterminations numériques exactement pareilles à celles qui sont le fruit de l' observation, et c' est pour cela, que nous leur avons donné la préférence.

Qu' il nous soit permis d' ajouter pour clore cette note, que les relevés statistiques dont nous venons de parler permettraient s' ils étaient suffisamment complèts, et si on y tenait compte de la différence des sexes, d' éclairer singulièrement la question.

D' après la théorie évolutive de l' ovule, en effet, les filles étant les premières conçues, il est clair que la moyenne des dates de leurs conceptions, rapportées à l' époque de l' apparition des menstrues qui ont immédiatement précédé la grossesse, devrait se trouver inférieure à la même moyenne, déterminée par rapport à l' autre sexe.

Les valeurs absolues de ces moyennes feraient voir en outre très approximativement, si en réalité ce sont les deux premiers tiers des trompes, qui sont le siège de la fécondation d' une part, et de l' autre, à quel moment de son âge l' ovule à accompli son évolution sexuelle.

Nous nous permettons d' indiquer ces expériences aux hommes de l' art, qui voudront bien nous pardonner cette dernière ingérence dans leurs travaux.

NOTE II.

Sur la variation des probabilités P_{ε} et P_{f} quand les éléments d' où dépendent ces quantités varient eux-mêmes dans des sens divers, et les relations qui existent entre ces éléments et la fécondité.

Dans les raisonnements et les calculs qui ont servi de départ à ce travail on a supposé que la durée de la vitalité des spermatozoïdes, coïncidait avec le temps d' qu' ils mettent pour accomplir leur mouvement de translation à travers la partie du canal abducteur des trompes où la fécondation peut s' opérer, négligeant ainsi, les cas de conception susceptibles de se produire sur les ovaires. Semblablement on a regardé le même accord comme existant entre la durée de la vitalité de l' ovule et celle de son trajet d dans la même partie du canal de la trompe, admettant en outre que l' époque de sa mutation sexuelle est placée à la moitié de cet intervalle de temps. Les faits d' observation maintenant, n' ont pas tardé à prouver, que si pour une vérification *moyenne*, cette manière d' envisager la question était suffisante, elle cessait de l' être, lorsque aspirant à une connaissance plus complète du phénomène, on prétendait puiser dans son analyse intime des confirmations nouvelles à l' appui de la théorie de l' évolution. C' est pour cela, que dans les développements du § III, nous avons cherché à nous rendre compte des influences capables de modifier l' expression mumérique des divers éléments considérés et du sens dans lequel ces variations agissaient sur les déterminations finales: Mais pour traiter le problème rigoureusement, il eut fallu entrer dans des considérations accessoires, qui nous paraissaient ailleurs se trouver mieux à leur place: nous nous sommes donc borné à un examen sommaire, réservant l' étude plus approfondie de la question pour le moment, où le lecteur aurait acquis ces notions nouvelles dont nous venons de parler; elles ont été exposées dans le courant du § V; rien ne s' oppose donc plus à cet examen auquel cette note est consacrée.

Les éléments de la génération étant au nombre de 2, nous devons supposer â la fois que la durée de vie des spermatozoïdes puisse augmenter ou diminuer, et que la vitalité de l' ovule puisse éprouver des variations analoges: mais il est clair aussi que ce dernier ordre de considérations entraine nécessairement une autre hypothèse possible, qu' il faudrait se garder de laisser de côté; c' est que des changements peuvent de même se produire dans l' énergie de propulsion des trompes, de sorte qu' à la fois aussi les durées du séjour dans le canal abducteur de l' ovule et du sperme soient modifiées en plus ou en moins. La question de prime abord est donc assez complexe: aussi pour éviter les confusions, avons-nous pensé que le plus simple était d' examiner, une à une toutes ces actions, de n' en considérer successivement qu' une comme variable et de regarder toutes les autres comme constantes, rapportant par suite toutes les variations à un point de départ commun.

Pour bien préciser ce point de départ, quelques remarques sont nécessaires.

Si rien ne fait répugner à admettre que la vitalité de l' ovule soit susceptible de croître ou de décroître, il n' en est pas de même lorsque l' on envisage l' époque où la mutation sexuelle s' accomplit. Suivant, nous ce moment doit rester invariable et indépendant de ces premiers changements. Son déplacement en tous cas ne saurait être sensible. Ce fait en effet, constitue en quelque sorte l' essence du phénomène de la génération; c' est de sa valeur spécifique que dépend la répartition des individus suivant les sexes; et admettre la variation de ce coefficient, nous paraitrait aussi absurde, que dans une même espèce animale supposer, que parceque les individus vivent des temps différents l' époque de la puberté par exemple doit se trouver modifiée.

Quoiqu' il en soit, nous regarderons dans ce qui suit, cette époque comme absolument déterminée et invariable, en remarquant, qu' en introduisant l' hypothèse contraire dans le calcul, comme après tout les variations de ces coefficient doivent être très petites, les résultats seraient eux-mêmes peu modifiés: nous y perdrions en revanche l' avantage de pouvoir nous faire une idée nette du mouvement de l' ovule.

Admettant en effet, l' invariabilité de l' époque à la quelle la mutation ovulaire s' opère, nous appellerons âge moyen de l' ovule le double de cette durée, que nous continuerons à représenter par la lettre d, et mouvement moyen de l' ovule, un mouvement uniformément accéléré tel, que la partie de la trompe où la fécondation peut s' opérer, et que nous avons admise être égale aux $\frac{2}{3}$ de sa longueur, soit parcourue pendant le temps d. L' ovule remplissant de telles conditions recevra lui-même le nom d' ovule moyen.

Remarquons maintenant que suivant ce que nous

avons dit dans le § I de ce mémoire, les mouvements de l' ovule et du sperme sont réciproques et attribuables à des propulsions émanant des trompes utérines, qui alors se décomposent en deux groupes, ayant des effets opposés sur l' ovule et le sperme, mais d' intensités en rapport direct, de telle sorte que le sperme soit d' autant plus énergiquement mis en mouvement, que l' ovule lui-même sera plus rapidement déplacé: c' est ce que nous avions cherché à exprimer, en employant pour désigner ces 2 natures de pressions intermittentes, les mots *d' action* et de *réaction*, termes qu' il ne faudrait pas évidemment prendre ici dans leur acception mathématique rigoureuse. D' après cela il est clair qu' au mouvement de l' ovule moyen correspondra une certaine vitesse du sperme dans le conduit, et que par suite il mettra à parcourir les 2 1ers tiers de la trompe un temps déterminé, que nous désignerons par d'; quant au mouvement résultant nous lui donnerons le nom de mouvement moyen des spermatozoïdes. Nous appellerons enfin âge moyen des spermatozoïdes, une vitalité spermatique égale à d', et spermatozoïdes moyens ceux qui jouissent en même temps des propriétés que nous venons successivement de définir.

Pour que le point de départ, que nous appelerons l' état moyen, soit absolument fixé, il ne reste plus qu' à déterminer la relation qui lie d à d', c. à d. les mouvements réciproques de l' ovule et des spermatozoïdes moyens.

Observons pour cela que, quels que soient d' et d, ils sont liés par la relation

$$\frac{a}{2} d^2 = v\, d',$$

D' où l' on tire

$$\frac{d^2}{d'} = \frac{2\, v}{a}.$$

Or ce dernier rapport peut être considéré comme constant. Pour l' établir on pourrait remarquer que les variations de a et v ne peuvent être que très faibles; mais plus rigoureusement on sait d' une part que ces quantités, a surtout sont très petites; et d' autre part, il est clair que si a est nul v doit aussi le devenir; donc si nous cherchons à exprimer v en fonction de a, et si nous developpons cette fonction qui est évidemment finie et continue, en série ordonnée suivant les puissances croissantes de la variable, on aura

$$v = A\,a + B\,a^2 + C a^3 \ldots\ldots\ldots$$

D' où l' on tire

$$\frac{2\,v}{a} = 2\,A + 2\,B\,a + 2\,C\,a^2 \ldots\ldots\ldots;$$

les produits 2 B a, 2 C a^2,.... étant nécessairement d' après ce que nous venons de dire, des quantités très petites, en les négligeant, il restera

$$\frac{2\,v}{a} = 2\,A\,,$$

comme expression très approchée du rapport considéré. Nous sommes ainsi conduit à ce théorème sur lequel sont fondés la plupart des calculs qui suivent:

Le rapport du carré du temps employé par l' ovule, au temps employé par le sperme à parcourir le canal tubaire, est indépendant du mouvement propre de la trompe.

Ces préliminaires posés, pour arriver à nous rendre compte aisément de ces diverses variations, il est indispensable de revenir sur quelques unes des remarques qui nous ont servi au début de ce travail. On se rappelle que lorsque nous avons voulu calculer p_g et p_f nous avons supposé que le 1er mobile auquel était assimilé l' ovule, partant du point A (fig 2) à un moment déterminé, le seconde mobile dépassait le point B, s' avancant en sens inverse à un moment absolument indéterminé par rapport à l' instant initial du mouvement du 1er mobile: mais on aurait pu arriver au même résultat de la manière suivante:

L' ovaire peut être considéré comme émettant à intervalles très rapprochés mais équidistants une série d' ovules, de sorte que le nombre des ovules émis dans un temps quelconque sera proportionnel à ce temps, c, à. d., égal si l' on aime mieux, au rapport de ce tempsà celui qui sépare deux émissions successives.

Cela posé si nous supposons un spermatozoïde parvenu au point B, il doit rencontrer en ce point un 1er ovule émis d heures auparavant par l' ovaire; avant d' arriver en A, Il rencontrera par suite tous les ovules émis depuis d heures, plus ceux que l' ovaire continuera à produire pendant les d' heures qui lui sont nécessaires pour parvenir du point B au point A; le nombre total de rencontres qu' il fera sera donc proportionnel à la somme

$$d+d'.$$

Pour avoir maintenant la valeur de p_g et suite de p_f, il est clair qu' il suffit de remarquer que le nombre de rencontres correspondant à cette probabilité sera donné par le nombre d' ovules émis $\frac{d}{2}$ heures avant le départ des spermatozoïdes du point B, plus de ceux qui ont été émis, pendant un temps égal à celui qui est nécessaire à ces mêmes animaux spermatiques pour passer du point B au point K: ce dernier intervalle étant exprimé comme on sait par $\frac{3}{4}$ d', le nombre des ovules mâles rencontrés sera proportionnel á

$$\tfrac{1}{2}(d+\tfrac{3}{2}\,d'),$$

et p_s aura par conséquent pour expression la formule

$$p_s=\frac{\frac{1}{2}\,(d+\frac{3}{2}\,d')}{d+d'}\;,$$

qui lorsqu' on y remplace le rapport $\frac{d}{d'}$ par sa valeur n prend immédiatement la forme connue

$$p_s=\frac{\frac{1}{2}(\frac{3}{2}+n)}{n+1}\;.$$

Cette manière de présenter la recherche de la probabilité, outre qu' elle est plus courte que celle à laquelle nous avons eu recours au début de ce mémoire, a l' avantage de nous montrer comment les formules se modifient lorsque la vitalité des spermatozoïdes ou des ovules, de même que le mouvement des trompes, cessent de correspondre, à ce que nous sommes, comme on sait, convenu de désigner par l' expression d' état moyen. En effet passons en revue successivement les divers cas qui peuvent de présenter.

1º Supposons en premier lieu que pour une raison quelconque, la vitalité des spermatozoïdes devienne supérieure à la durée de leur trajet dans les 2 derniers tiers de la trompe.

Représentons toujours par d et d′ la durée respective du trajet de l' ovule et des spermatozoïdes moyens dans cette portion du canal abducteur, et par X la durée du séjour des spermatozoïdes sur l' ovaire.

D' après le raisonnement que nous venons de faire, le nombre total des rencontres deviendra proportionnel à

$$d+d'+X,$$

et la nouvelle probabilité des naissances masculines Q_g sera évidemment

$$Q_g = \frac{\frac{1}{2}(d+\frac{3}{2}d')}{d+d'+X},$$

qui peut encore s' écrire

$$Q_g = \frac{p_g}{1+\frac{X}{d'}\times\frac{1}{n+1}};$$

ce qui nous montre, comme il était d' ailleurs facile de le prévoir, que l' augmentation de vitalité des spermatozoïdes a pour effet de diminuer la probabilité à la naissance des Garçons.

2º Si la vitalité des spermatozoïdes a diminué, il est clair que leur pouvoir fécondant cessera en un point L, et alors en appelant Y le temps nécessité par l' ovule pour passer de A en L le nombre total des rencontres sera proportionnel à

$$d'-X+d-Y.$$

Remarquons maintenant, nous supposons bien entendu, que le point L est compris entre A et K, que le nombre des rencontres masculines n' aura pas changé; donc

$$Q_g = \frac{\frac{1}{2}(d+\frac{3}{2}d')}{d-Y+d'-X},$$

les quantités X et Y comme on sait étant liées entre elles par la relation

$$\frac{Y^2}{d^2} = \frac{X}{d'},$$

qui nous donne

$$Y = d \sqrt{\frac{X}{d'}} \;;$$

d' où en substituant dans la valeur de Q_g, on tire pour cette dernière

$$Q_g = \frac{p_g}{1 - \frac{n \sqrt{\frac{X}{d'}} + \frac{X}{d'}}{n+1}}.$$

Il est clair d' après cela que la valeur de Q_g va en augmentant au fur et à mesure que X augmente. Elle sera égale à 1 c. à. d. il n' y aura plus de possibles que des naissances masculines, lorsque la relation

$$\frac{\frac{1}{2}(n + \frac{3}{2})}{n+1} = 1 - \frac{n \sqrt{\frac{X}{d'}} + \frac{X}{d'}}{n+1}$$

sera satisfaite; or cette relation peut se mettre sous la forme

$$\frac{1}{2}(n + \frac{1}{2}) - \left(n + \sqrt{\frac{X}{d'}} \right) \sqrt{\frac{X}{d'}} = o,$$

et l' ont voit alors immédiatement, comme on pouvait le prévoir, qu' elle est satisfaite quand on y fait $X = \frac{1}{4} d'$.

3° Examinons maintenant ce qui se passe lorsque c' est la vitalité de l' ovule qui change, et supposons d' abord qu' elle s' accroisse: nous nous trouvons ici en face de 2 hypothèses; ou bien l' ovule bénéficiant de ce surcroît d' existence est susceptible d' être fécondé, alors même qu' il a franchi le second tiers de la trompe; ou bien toute fécondation étant impossible lorsque l' extrémité du second tiers est dépassée, son excès de longévité devient inutile. A priori il semble que la première hypothèse soit seule exacte; Mais d' un autre côté, on ne doit pas oublier, (et nous pourrions citer des observations à l' appui,) qu' il ne suffit pas que l' ovule soit intact, pour que l' imprégnation puisse se faire: Il faut, et c' est une condition indispensable, que l' ovule puisse se mettre en contact immédiat avec les spermatozoïdes: Or l' on sait qu' au fur et à mesure qu' il avance dans le canal tubaire, il se couvre d' une couche albumineuse qui va en augmentant jusqu' à l' extrémité de son parcours. On comprend d' ailleurs que la rapidité plus ou moins grande du mouvement n' a à peu près rien à voir dans ce fait, du moment, que l' albumine est sécrétée par les parois de la trompe. Si donc la couche ainsi déposée sur l' œuf, est toujours assez épaisse au moment où celui-ci franchit le second tiers du conduit, pour s' opposer à toute pénétration des spermatozoïdes, l' ovule continuât-il à vivre au delà, que la fécondation serait néanmoins impossible. Pour notre part, notre opinion il est vrai ne peut être que d' un bien faible poids pour trancher semblable question, nous pensons qu' il en est ainsi, invoquant à l' appui outre ce que nous venons de dire, la nécessité lorsque la fécondation s' est opérée, de ménager à l' utérus le temps de se préparer à la réception du nouveau germe: ces dernières considérations ayant été l' objet d' un assez long examen dans le chapitre V, nous n' avons pas à y revenir ici. C' est en tous cas d' après cette dernière hypothèse que nous allons raisonner dans ce qui suit, et nous remarquons alors que le nombre des rencontres restera constant, puisque nous ne devons pas tenir compte de celles qui ont lieu à droite du point B. Ainsi les probabilités p_g et p_f ne seront pas altérées par cette circonstance.

4º Nous pouvons donc aborder immédiatement l' étude du cas inverse du précédent c. à d. imaginer que la vitalité de l' ovule devienne inférieure à d.

Le raisonnement connu arrive à nous donner alors comme nombre proportionnel au total des rencontres,

$$d-Y+d'-X\,;$$

quant à la valeur de Q_g, on l' obtiendra en écrivant

$$Q_g=\frac{\frac{1}{2}\left(d+\frac{3}{2}d'\right)-(X+Y)}{d+d'-(X+Y)}\,;$$

les quantités Y et X étant liées par la relation

$$\frac{(d-Y)^2}{d^2}=\frac{d'-X}{d'},$$

on arrive finalement à mettre Q_g sous la forme

$$\frac{p_g-\dfrac{\frac{X}{d'}+n\left[1-\sqrt{1-\frac{X}{d'}}\right]}{n+1}}{\dfrac{1+n\sqrt{1-\frac{X}{d'}}-\frac{X}{d'}}{n+1}}\,:$$

il est évident d' ailleurs en se reportant à la première manière dont nous avons écrit Q_g, que sa valeur est inférieure à celle de p_g; donc la diminution de la vitalité de l' ovule a pour effet d' augmenter la probabilité des naissancer féminines.

5º Supposons maintenant que la trompe éprouve des changements dans l' énergie de ses contractions et d' abord, que cette énergie s' accroisse.

D' après ce que nous avons antérieurement admis sur la concomitance des mouvements de l' ovule et des spermatozoïdes, si nous désignons par y la quantité dont il faut diminuer d pour obtenir le temps que l' ovule met à parcourir les 2 premiers tiers du canal abducteur, où seulement la fécondation est possible, par x la quantité correspondante pour les spermatozoïdes, ces 2 grandeurs seront unies par la relation

$$\frac{(d-y)^2}{d^2}=\frac{d'-x}{d'} ;$$

Cela posé comme l' accélération se communique à toute l' étendue du canal abducteur, le sperme qui mettait auparavant $\frac{3}{2}$ d' heures pour parcourir la trompe entière, n' en emploiera plus maintenant que

$$\frac{3}{2}(d'-x);$$

de sorte que, après son arrivée au point A, il y conservera son pouvoir fécondant un temps mesuré par

$$\frac{3}{2}\ x.$$

Le nombre total des rencontres possibles aura alors pour expression proportionnelle

$$d+d'-(y-\frac{1}{2}\ x) ;$$

si nous cherchons maintenant à exprimer le nombre des rencontres donnant des naissances masculines, on arrivera facilement à trouver qu' il est proportionnel à

$$\frac{d}{2}+\frac{3}{4}\ d-(x+y),$$

et que par conséquent

$$Q_g = \frac{p_g - \frac{x+y}{d+d'}}{1 - \frac{y-\frac{1}{2}x}{d+d'}}.$$

Sous cette forme il devient évident que $Q_g < p_g$; aussi n' avons nous pas à nous arrêter plus longtemps sur ce point.

6º Supposons enfin un ralentissement des contractions spasmodiques de la trompe: Les vitesses respectives de l' ovule et du sperme, subiront les augmentations y et x, ces quantités restant unies par l' équation de condition

$$\frac{(d+y)^2}{d^2} = \frac{d'+x}{d'} :$$

refaisant le raisonnement formulé dans le cas qui précéde, nous remarquerons que le ralentissement se communique à toute l' étendue du canal tubaire, et que par conséquent, les spermatozoïdes, auront perdu tout pouvoir fécondant en arrivant à un point L situé sur la droite de A, et à une distance telle de ce point, qu' il leur faille pour y parvenir

$$\frac{3}{2}\, x.$$

il faudra donc retrancher du nombre possible des rencontres tous les ovules répandus après leur départ de l' ovaire dans l' intervalle A L, ajoutés à ceux que cet organe a émis pendant la durée du trajet des spermatozoïdes du point L au point A.

Nous devons observer de même, qu' avant leur arrivée en B, les ovules ne pourront plus être fécondés, après qu' ils auront dépassé un certain point K′. Il faudra donc diminuer encore de ce chef le nombre possible de rencontres, des ovules occupant l' intervalle K′ B, de même que que de ceux qui ont franchi le point K′, pendant que les spermatozoïdes marchent vers ce dernier point: ces deux derniers nombres comme on sait sont proportionnels aux temps y et x. Il ne reste donc d' inconnu pour l' évaluation des cas possibles, que le nombre des ovules repandus dans la partie A L de lenr trajectoire. Nous l' obtiendrons en remarquant, que si nous désignons par U le temps qu' ils emploient à ce parcours, il existe entre cette quantité et $\frac{3}{2}x$ la relation

$$\frac{U^2}{d^2}=\frac{\frac{3}{2}x}{d'},$$

d' où l'on tire

$$U=d\sqrt{\frac{3}{2}\frac{x}{d'}}.$$

Le nombre des cas possibles sera alors évidemment proportionnel à

$$d+d'-\left[\frac{3}{2}x+d\sqrt{\frac{3}{2}\frac{x}{d'}}\right].$$

Pour avoir maintenant parmi ces événements ceux qui concourent aux naissances masculines un raisonnement analogue nous conduira à écrire comme nombre proportionnel

$$\frac{d}{2}+\frac{3}{2}d',$$

D' où par suite

$$Q^x = \frac{p_x}{1 - \frac{\frac{3}{2}x + d\sqrt{\frac{3}{2}\frac{x}{d'}}}{d+d'}};$$

sous cette forme il est évident que $Q_x > p_x$.

Il est facile de voir d' ailleurs que lorsque le ralentissement du mouvement du conduit est tel que x devienne égal à $\frac{1}{6}$ d', il n' y aura plus de possibles que des naissances masculines, et que lorsque cette même quantité deviendra égale à $\frac{2}{3}$ d', toute fécondation deviendra impossible.

C' est en nous appuyant sur ces divers résultats, et en admettant que dans les villes, la nourriture à la fois, et l' influence spéciale attribuable aux grandes agglomération, réagissaient sur la vitalité des éléments de la génération, en même temps, qu' elles déterminaient dans les fonctions de la trompe elle-même, un surcroît d' énergie, que nous sommes parvenu à constater l' accord des spéculations théoriques fondées sur l' hypothèse de l' évolution sexuelle de l' œuf, avec les résultats relevés par la Statistique du mouvement de la population, et à expliquer les différences, observées suivant les milieux. De même c' est en admettant, que l' âge jouait un rôle analogue dans l' accomplissement des fonctions génésiques, que nous avons donné la raison de la différence du rapport des deux sexes, lorsqu' on arrive à séparer les cas des naissances légitimes des cas de naissances naturelles: Les nombres à produire, ayant été fournis dans le chapitre III nous n' avons pas à revenir ici sur les développements, dans lesquels nous sommes entrés à ce propos; il ne nous reste plus pour avoir traité la question dans la mesure de nos forces, qu' à montrer comment les formules auxquelles nous venons d' arriver, font apparaître un lien nouveau entre deux ordres de faits, qui avaient paru jusqu' à présent, (à notre connaissance au moins) absolument indépendants l' un de l' autre. C' est qu' en effet, si l' on veut bien revenir sur l' analyse qui nous a servi à déterminer successivement, les variations des probabilités des sexes à la naissance suivant que nous faisions telle ou telle hypothèse sur la valeur de leurs éléments, on voit que nous y sommes parvenu en calculant chaque fois le nombre des cas possibles, et en cherchant ensuite comment doit se subdiviser ce total. Or ce nombre est susceptible de prendre une signification et une portée des plus intéressantes. Rien n' empêche en effet qu' on ne le considére comme donnant la mesure *de la fécondité*, nous allons le voir dans un instant. Dès lors rien ne sera plus facile que de déterminer dans quelles limites varie la fécondité en raison même des variations subies par les éléments de la génération, et par conséquent par les probabilités à la naissance des 2 sexes elles-mêmes.

Pour mesurer la fécondité, on est généralement convenu en Statistique de diviser le nombre annuel des nais sances par le chiffre de la population; ce mode de procéder donnerait des résultats assez justes si les populations étaient composées d' une manière identique; il faut bien du reste savoir s'en contenter faute de meilleurs moyens d' arriver à la connaissance de cette importante notion: mais si en l' absence de certaines données numériques cette formule doit encore subsister dans l' application, il ne nous est pas défendu de montrer quelle est la forme symbolique par laquelle on doit nécessairement se représenter cette mesure, et de déterminer ainsi comment interviennent les deux sexes dans les variation auxquelles elle peut être assujettie.

Cela posé il nous parait impossible de se faire un idée plus nette du degré de fécondité qu' en disant: nous nommons degré de fécondité d' un couple, le nombre de cas favorables à la fécondation qui peuvent se présenter à la suite de l' accomplissement de l' acte de la génération. Il suffit de se rappeler alors ce que nous avons dit dans le courant de cette note, appelant f, le degré de fecondité, k un coefficient constant, D′ et D les temps variables pendant lesquels respectivement les spermatozoïdes et les ovules peuvent être utilement mis en contact, pour écrire

$$f = k\,(D + D') :$$

Le coefficient k peut être considéré comme une caractéristique de race, variable par conséquent d' une population à une autre, mais constante dans une même région; il est facile de voir du reste comment on pourrait l' éliminer si quelques unes des quantités sur lesquelles nous avons raisonné, pouvaient en réalité être mesurées avec précision. Il suffirait évidemment pour cela de pouvoir déterminer, ce que nous avons appelé l' *état moyen*: car si on y, parvenait on aurait la possibilité d' écrire une équation nouvelle renfermant k dont on pourrait se servir pour transformer la formùle générale: en convenant alors de prendre pour unité le degré de fécondation correspondant à l' état moyen, on pourrait calculer le degré relatif de fécondité correspondant à un quelconque des cas que se présentent lorsqu' on attribue à D et D′ deux des valeurs diverses qu' ils peuvent prendre: l' on arrivera ainsi à écrire,

$$f_1 = \frac{D + D'}{d + d'} .$$

Quoi qu' il en soit sous sa forme actuelle, la formule qui précéde peut donner lieu à des remarques intéressantes; repassons pour cela en revue les diverses hypothèses suc cessivement faites sur les vitalités des spermatozoïdes et de l' ovule, ainsi que sur les variations d' intensité des contractions des trompes.

1.° Nous avons vu que si la vitalité des spermatozoïdes augmente, la probabilité à la naissance du sexe féminin devient plus grande; il est évident d' ailleurs alors que,

D restant égal à d,

et

D′ devenant égal à d′+X,

La formule ci-dessus se ramènera à la forme suivante:

$$f_1=1+\frac{X}{d+d'},$$

ce qui montre que la fécondité s' accroît.

2.° Si nous supposons maintenant que cette vitalité ait diminué, en se reportant à ce qui a été dit, on voit que la formule ci-dessus deviendra

$$f_1=1-\frac{X+d\sqrt{\frac{X}{d'}}}{d+d'}.$$

Donc dans ce cas, il y aura comme faits concomitants, augmentation de la probabilité à la naissances des enfants mâles et diminution du degré de la fécondité; Ajoutons à titre de remarque que si X devenait égal à d′ la formule, comme on pouvait d' ailleurs s' y attendre a priori, a son second membre nul. On voit aussi que la probabilité des garçons à la naissance va en augmentant constamment jusqu' à ce que X devienne égal à $\frac{1}{4}$ d′, et a partir de ce moment reste pendant le reste des variations de cette quantité, constamment égale à *1*.

Ainsi en résumé: le pouvoir fécondant des spermatozoïdes s' accroissant, la probabilité des naissances de filles subit une progression analogue, mais sans supprimer le nombre absolu des chances des garçons à la naissances: le chances des filles s' accroissent seulement de tous les cas dûs à l' accroissement absolu de la fécondité.

Le pouvoir fécondant venant à décroître au contraire, ce décroissement se produit tout d' abord au détriment des naissances des filles, laissant celles des garçons intactes, jusqu' au moment où elles sont entamées à leur tour pour arriver à être enfin complétement supprimées.

3º Si c' est la vitalité de l' ovule qui s' accroît, nous avons vu que ce changement des conditions génésiques n' apportait aucune modification aux nombres des cas possibles, non plus qu' aux proportions sexuelles suivant les quelles se répartissent les naissances.

4º Il n' en sera plus de même, si nous supposons que ce soit le contraire qui ait lieu: le degré de fécondité diminuera, en même temps que contrairement a ce que nous avons constaté tout à l' heure, en étudiant l' effet de l' intervention des spermatozoïdes, la proportion des filles ira en augmentant: on arrivera de l' ailleurs à l' expression du degré de fécondité suivante:

$$f_1 = 1 - \frac{X + d\left[1 - \sqrt{1 - \frac{X}{d'}}\right]}{d + d'},$$

En appelant X le temps supprimé dans le parcours utile des spermatozoïdes, par suite d' extinction anticipée de l' ovule.

Le rapprochement de cette formule de l' expression analogue obtenue en considérant la diminution de vitalité des spermatozoïdes est des plus intéressants, car il nous montre qu' une diminution de la vitalité ovulaire qui entraine une diminution X dans la durée de l' action des spermatozoïdes, altére moins la fécondité qu' une décroissance égale de la vitalité des spermatozoïdes.

En effet si nous posons l' inégalité de condition

$$1-\frac{X+d\sqrt{\frac{X}{d'}}}{d+d'} < 1-\frac{X+d\left(1-\sqrt{1-\frac{X}{d'}}\right)}{d+d'},$$

elle se raméne à celle-ci

$$0<\sqrt{\left(1-\frac{X}{d'}\right)\frac{X}{d'}},$$

ce qui établit la proposition annoncée.

Il serait facile de voir pareillement que si l' on suppose, successivement une égale diminution dans la vitalité des spermatozoïdes et dans celles de l' ovule, la proposition précédente se vérifiera encore: car cette hypothèse nous conduirait à l' inégalité

$$n^2>2\sqrt{\frac{X}{d'}}$$

qui, puisque l' on sait que n est plus grand que 2 et que X est toujours inférieure à d', se trouve nécessairement toujours vraie pour toutes les valeurs par lesquelles cette variable est susceptible de passer.

5.° L' ordre que nous nous sommes tracé dans cette étude nous conduit maintenant à l' analyse du cas où l' on suppose l' action de la trompe accrue, circonstance nous l' avons vu, qui entraine une augmentation de valeur pour la probabilité à la naissance des filles. Nous avons trouvé comme expression du nombre des rencontres possibles

$$d+d'-(y-\tfrac{1}{2}x) \ ,$$

ce qui donne comme valeur de f_1 après avoir remplacé y par sa valeur en fonction de x

$$f=1-\frac{d\left[1-\sqrt{1-\frac{x}{d'}}\right]-\frac{1}{2}x}{d+d'} \ ,$$

de sorte que f_1 sera plus petit ou plus grand que 1 suivant que l' on aura

$$d\left[1-\sqrt{1-\frac{x'}{d'}}\right]-\tfrac{1}{2}x \gtrless 0$$

or cette expression se raméne à la suivante

$$\frac{d'^2}{d}\left[\frac{x}{d'}\right]^2+4\ \frac{x}{d'}-\ 4\frac{x}{d'}\frac{d'}{d} \gtrless 0:$$

Donc puisque l' on sait que $\frac{d'}{d}<1$, on voit que la première inégalité sera nécessairement satisfaite pour toutes les valeurs de x, et par conséquent, que l' accélération des mouvements de progression des éléments génésiques améne une diminution de la fécondité.

6º Pour clore cet examen il ne reste plus qu' à faire l' hypothèse inverse de la précédente c. à. d. à supposer un ralentissement dans les contractions de la trompe.

On se rappelle que cette circonstance a pour effet d' augmenter la probabilité des garçons à la naissance, tout en supprimant sur le nombre des cas possibles, des cas favorables aussi bien aux naissances de garçons qu' aux naissances féminines. Quant à la valeur même de f_1 on l' obtiendra en écrivant,

$$f_1 = 1 - \frac{\frac{3}{2}x + d\sqrt{\frac{3}{2}\frac{x}{d'}}}{d+d'} \;;$$

comme nous l' avons dèjà remarqué, lorsque x devient égal à $\frac{1}{6}$ d' tous les cas favorables à l' arrivée des filles sont supprimés. Enfin tous les cas possibles disparai. tront lorsque cette quantité variable deviendra égale à $\frac{2}{3}$ d'.

A l' aide de ces faits ou peut arriver à rendre compte de certains resultats constatés par la statistique et restés jusqu' à présent sans explication satisfaisante. Peut être même n' es-il pas impossible de substituer à la loi célebre de Malthus une autre analyse des phénomènes si intéressants qui réglent l' accroissement d' une population. Mais on le comprend par le simple énoncé, la question est trop vaste et trop importance pour prendre place à la fin d' une note complémentaire. Elle mérite d' etre traitée à part êussi l' avons-nous réservée pour en faire l' étude aussi complète que nos moyens nous le permettent dans un mémoire qui paraitra, prochainement nous l' espérons sous le titre: Recherches sur les causes de la fécondité, et dont nous avons déjà rassemblé tous les matériaux.

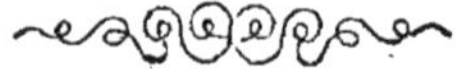

ERRATA.

Page 3 ligne 6 au lieu de en entre....lire entre.
page 3 ligne 16 au lieu de épendant....lire dépendant.
page 4 ligne 12 au lieu de rilegles ...lire règles,
page 15 ligne 4 au lieu inmédiatement....lire immédiatement.
page 17 sur la figure affecter de l' accent ' la lettre la plus rapprochée du point B: affecter du même accent l' indice de la lettre H qui précéde immédiatement le point extrême H.
page 21 ligne 3 dans la 2e. formule au lieu de $p=$ lire $p_x=$
page 26 premier tableau dans le titre de la 4e colonne au lieu de $n=\frac{d_1}{d'_1}\sqrt{\frac{2}{3}}$ lire $n=\frac{d_1}{d'_1}\sqrt{\frac{3}{2}}$ et au lieu de $\sqrt{\frac{2}{3}}=1,225$ lire $\sqrt{\frac{3}{2}}=1,225$: dans le titre de la 5e. colonne au dénominateur dans le 2e. terme du 2e. membre au lieu de $n+1$ lire $n+\frac{1}{2}$.
page 31 ligne 17 au lieu de page (   )....lire page 27.
page 40 ligne 6 au lieu de page (   )....lire page 107.
page 43 ligne 4 au lieu de inmédiatement....lire immédiament.

page 47 avant le commencement du dernier alinéa ...lire ce qui suit:

Si au lieu d' étudier des catégories dans la population on cherche à déterminer les valeurs de y et de x qui correspondent à la population entière il est clair que la valeur de y ne changera pas, mais que celle de x sera comprise entre les limites extrêmes 0,0617 et 0,0312.

Chaque année d' ailleurs cette valeurs de x devra subir des oscillations dans chaque catégorie, et dans un sens croissant par suite des influences fâcheuses à la gestation que l' avancement de la civilisation fait indubitablement surgir: mais en outre s' il se produit dans la vie sociale un phénomène constant tel que celui que les derniers recensements ont permis de constater relativement à la distribution de la population, et qui consiste dans l' émigration de plus en plus grande des habitants des campagnes vers les grandes villes, il est clair que la valeur de x devra aller en augmentant; le coefficient de y, p_g ira il est vrai en diminuant; mais comme les variations de ce coefficient sont très lentes, et qu' il n' en est pas de même de x qui subit au contraire des changements notables dès que le milieu est changé, en définitive, on peut affirmer que ce sont les variations de x que déterminent le sens de celles de S, et par suite on est conduit à admettre, d' après les résultats des derniers recensements, que le nombre proportionnel des morts-nés doit aller en augmentant.

On est amené également à admettre comme conséquence de la formule qui sert à exprimer z, que la valeur de ce rapport doit s' abaisser tandisque celle de S subit un mouvement en sens contraire.

Nous n' avons entre mains aucun document nous permettant de vérifier cette dernière déduction: quant à la première, sa vérification ressort certainement du tableau vant que nous empruntons suà la fois à Mr. Maurice

Block, et à un article du journal de la Société de Statistique de Paris paru dans le N° de janvier 1875.

$$\left.\begin{array}{rr} 1851-1855 & 0,0391 \\ 1856-1850 & 0,0430 \\ 1861-1865 & 0,0436 \\ 1866-1868 & 0,0448 \\ 1869 & 0,0456 \\ 1870 & 0,0457 \end{array}\right\} = S$$

page 64 ligne 7 au lieu de $\frac{d\ p_{AK'}}{d\ y}$ .... lire $\frac{d\ p_{AK'}}{d\ y}\ d\ y$

page 73 ligne 10 au lieu de K.... lire K′

page 74 ligne 20 au dénominateur du second facteur du produit du second membre au lieu de

$$n+(\sqrt{\tfrac{3}{2}}-1-y^{2}+T \text{ lire.... } n+\sqrt{\tfrac{3}{2}}-1-\frac{y^{2}}{n}+T$$

page 76 ligne 4 au dénominateur au lieu de

$$(\sqrt{\tfrac{3}{2}}-1-\frac{y^{2}}{n}+T)n+ \quad \text{lire....} (\sqrt{\tfrac{3}{2}}-1-\frac{y^{2}}{n}+T+n)$$

page 82 ligne 12 au lieu de....les limites de X sont donc lire ... les limites de X et de Y sont donc

page 83 ligne 9 au numérateur de l' expression au lieu de p'_f....lire p'_g

page 85 ligne 6 au lieu de Z_1 lire Z

page 100 ligne 20 au lieu de....ils ont eu soin....lire s' ils ont eu soin.

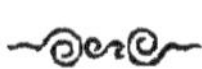

www.ingramcontent.com/pod-product-compliance
Ingram Content Group UK Ltd.
Pitfield, Milton Keynes, MK11 3LW, UK
UKHW020343230726
13925UKWH00003B/938